高等卫生职业教育创新实验(训)教材

口腔组织病理学实验指导

主　审　陈奎生

主　编　李　娜　刘安丽

副主编　张喜凤　徐海瑛　张海林

编　者　(按姓氏笔画排序)

王婷婷(郑州健康学院)

刘丹凤(商丘医学高等专科学校)

刘安丽(郑州健康学院)

孙彦宜(郑州健康学院)

李　娜(郑州健康学院)

李　烨(郑州大学第一附属医院)

肖亚利(郑州健康学院)

张海林(郑州健康学院)

张喜凤(商丘医学高等专科学校)

陈壬寅(郑州大学第一附属医院)

陈奎生(郑州大学第一附属医院)

赵跃武(河南省人民医院)

徐海瑛(郑州健康学院)

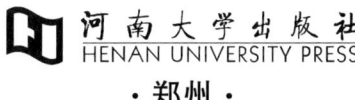

·郑州·

图书在版编目(CIP)数据

口腔组织病理学实验指导/李娜,刘安丽主编.--郑州:河南大学出版社,2024.1
ISBN 978-7-5649-5730-8

Ⅰ.①口… Ⅱ.①李…②刘… Ⅲ.①口腔科学-病理组织学-实验 Ⅳ.①R780.2-33

中国国家版本馆 CIP 数据核字(2024)第 004436 号

策划编辑	阮林要
责任编辑	林方丽 韩 璐
责任校对	孙增科
封面设计	史林英
出版发行	河南大学出版社
	地址:郑州市郑东新区商务外环中华大厦2401号 邮编:450046
	电话:0371-86059715(高等教育与职业教育分公司)
	0371-86059701(营销部)
	网址:hupress.henu.edu.cn
排　版	郑州宁昌印务有限公司
印　刷	河南华彩实业有限公司
版　次	2024年1月第1版　　　　印　次 2024年1月第1次印刷
开　本	787 mm×1 092 mm　1/16　印　张 9.75
字　数	214千字　　　　　　　　定　价 65.00元

本书如有印装质量问题,请与本社联系调换。

编审委员会名单

主 任 委 员 王左生　孟宪锋　徐玉芳
副主任委员 王　晨　潘守政　江开春　贺　生
委　　　员 王丙申　侯小丽　任　文　李福琴
　　　　　　　张佩琛　严　巍　王宪龄　高洪君
　　　　　　　李　省　廖仲夏　齐　蕊

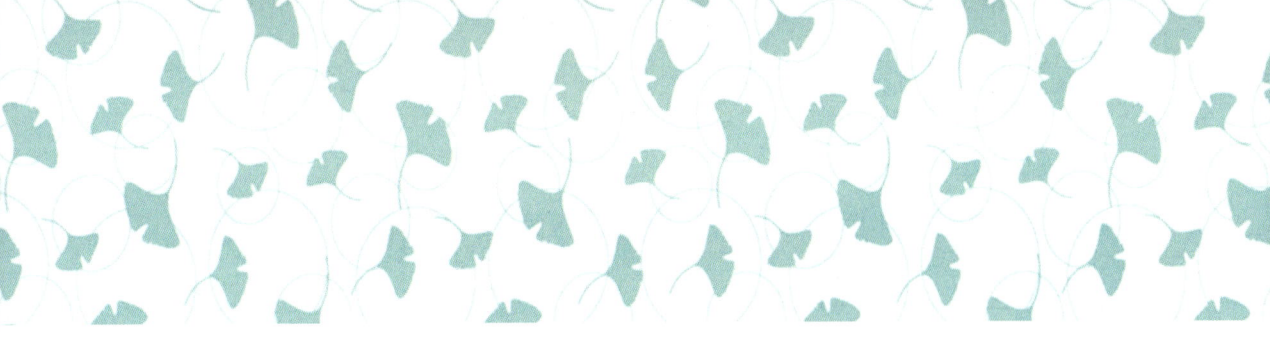

数字化教材编委会

主　编　李　娜　刘安丽
副主编　张喜凤　徐海瑛　张海林
编　者　（按姓氏笔画排序）
　　　　王婷婷（郑州健康学院）
　　　　刘丹凤（商丘医学高等专科学校）
　　　　刘安丽（郑州健康学院）
　　　　孙彦宜（郑州健康学院）
　　　　李　娜（郑州健康学院）
　　　　肖亚利（郑州健康学院）
　　　　张海林（郑州健康学院）
　　　　张喜凤（商丘医学高等专科学校）
　　　　陈壬寅（郑州大学第一附属医院）
　　　　徐海瑛（郑州健康学院）

前　言

　　《口腔组织病理学实验指导》是郑州健康学院组织编写的系列实验教材之一。与理论课共同构成完整学科教学体系的实验(实训)教学是口腔医学教学的重要环节。实验教学将理论与实践紧密结合，对完成学科的教学目标，熟悉和掌握临床技能，有着十分重要的作用。学生动手能力的严格训练和达标也是一名未来合格口腔医师的必备条件。本实验教材的编写是以我国大健康教育为背景，以《国家职业教育改革实施方案》为指南，在应用性医学本科院校建设标准指导下进行的。

　　本教材适用于口腔医学/口腔医学技术专业(5年制或4年制)、专升本师生，也可作为口腔医学/口腔医学技术专业从业人员的指导教材，旨在通过对大体标本、模型、图谱和组织切片的观察，增强感官印象，加深对理论知识的理解，进而掌握理论课所学的知识，为深入认识疾病奠定基础。通过实事求是地进行实验、实习分析实验结果，并结合理论课讲授内容独立思考，培养学生分析问题和解决问题的能力。

　　本教材分为三篇，包括同步实验、综合实验和附录。教材从形态学角度阐述口腔颌面部重要器官和组织的发育结构特点、功能及疾病的病因、发病机制、病理变化、病理与临床联系和转归，是基础医学与口腔临床医学间的桥梁学科。教材内容以"必需、够用"为度，以图文并茂、知识技能综合为特色，对接科技发展趋势和市场要求，吸纳成熟的新技术、新工艺和新规范，并将课程思政元素融入其中。本教材有以下特点：

　　1.弘扬医学情怀，突出课程育人

　　实验、实习目标明确，实验设计注重课程育人功能，融合课程思政元素，引导并提升思想政治水平，使学生在学到专业知识的同时树立正确的人生观、价值观和世界观。

　　2.同步实验有序进行，综合实验酌情选修

　　本教材设置多个教学模块，满足不同学习层次需求，既考虑到常规教学内容的独立性设置了同步实验，又整合深化整个课程内容设置了综合实验。模块化教学不仅加强知识的点面结合、横纵联系，使学到的内容网络化、系统化，而且启发学生的临床逻辑思维，提高分析、解决问题的能力。

3. 图文并茂，突出实用

本教材兼有实验指导和图谱的双重功能，对大体标本、模型、磨片和切片既有观察方法的指导，又有详细病变的描述，兼顾国家职业资格考试和职业技能考试的要求设置章节自测题，不仅是口腔组织病理学实验课必备的教材，而且便于学生进行自学和课外的复习等。

4. 纸数融合，赋能"两性一度"

本教材应用纸数融合的形式将纸质教材和数字资源融合对接起来，通过扫描项目中的二维码，实现数字资源（PPT、自测题等）便捷化应用。教材内容体现了"两性一度"，即高阶性、创新性和挑战度。项目中设置的知识拓展与临床应用相链接，提升学习效果。项目末的思考题就实验内容、方法及结果等方面提出启发性问题，开拓学生思路，有助于学生掌握学习要点；设置病例讨论，使学习者在学习观察的基础上学会分析和解决问题。

5. 强化医教协同，突出执业应用

本实验教材由郑州健康学院、商丘医学高等专科学校教学一线经验丰富的教师和郑州大学第一附属医院临床一线专家共同编写，郑州大学第一附属医院陈奎生教授审定。实验指导按照全国高等职业院校《口腔组织病理学》课程标准的要求编写，以"符合人才培养需求，体现教育教学改革成果，确保教材质量，形式新颖创新"为指导思想，体现"五性"（思想性、科学性、先进性、启发性、适用性），注重以学生为中心，以能力培养为目的，强调在知识理解和掌握基础上进行实践、应用。

由于编者知识及经验的局限，本版实验用书难免有不足之处，敬请各位同人和读者提出宝贵意见，以便以后修订时改正和完善。

李娜　刘安丽

2023 年 11 月

目 录

绪 论 ·· 1
    一、口腔组织病理学实验课内容、目的和意义 ··· 1
    二、实验内容 ·· 1
    三、实验要求及学习方法 ·· 3
    四、实验报告要求 ·· 3
    五、实验守则及注意事项 ·· 3
第一篇　同步实验 ·· 5
  项目一　口腔颌面部发育 ·· 7
    一、实验目的 ··· 7
    二、实验器材 ··· 7
    三、实验内容和方法 ·· 8
    四、实验作业 ··· 11
    五、思考题 ·· 11
    六、实践作业 ··· 11
  项目二　牙体发育 ··· 12
    一、实验目的 ··· 12
    二、实验器材 ··· 12
    三、实验内容和方法 ·· 13
    四、实验作业 ··· 17
    五、思考题 ·· 17
    六、实践作业 ··· 17
  项目三　牙体组织——釉质 ··· 18
    一、实验目的 ··· 18
    二、实验器材 ··· 18
    三、实验内容和方法 ·· 19

四、实验作业 …………………………………………………………… 21
　　五、思考题 ……………………………………………………………… 22
　　六、实践作业 …………………………………………………………… 22

项目四　牙体组织——牙本质、牙骨质、牙髓 …………………………… 23
　　一、实验目的 …………………………………………………………… 23
　　二、实验器材 …………………………………………………………… 23
　　三、实验内容和方法 …………………………………………………… 24
　　四、实验作业 …………………………………………………………… 29
　　五、思考题 ……………………………………………………………… 29
　　六、实践作业 …………………………………………………………… 30

项目五　牙周组织 ………………………………………………………… 31
　　一、实验目的 …………………………………………………………… 31
　　二、实验器材 …………………………………………………………… 31
　　三、实验内容和方法 …………………………………………………… 32
　　四、实验作业 …………………………………………………………… 34
　　五、思考题 ……………………………………………………………… 34
　　六、实践作业 …………………………………………………………… 35

项目六　口腔黏膜 ………………………………………………………… 36
　　一、实验目的 …………………………………………………………… 36
　　二、实验器材 …………………………………………………………… 36
　　三、实验内容和方法 …………………………………………………… 37
　　四、实验作业 …………………………………………………………… 40
　　五、思考题 ……………………………………………………………… 40
　　六、实践作业 …………………………………………………………… 40

项目七　唾液腺 …………………………………………………………… 41
　　一、实验目的 …………………………………………………………… 41
　　二、实验器材 …………………………………………………………… 41
　　三、实验内容和方法 …………………………………………………… 42
　　四、实验作业 …………………………………………………………… 44
　　五、思考题 ……………………………………………………………… 44
　　六、实践作业 …………………………………………………………… 44

项目八　龋病 ……………………………………………………………… 45
　　一、实验目的 …………………………………………………………… 45
　　二、实验器材 …………………………………………………………… 45
　　三、实验内容和方法 …………………………………………………… 46

四、实验作业 ……………………………………………………………… 49
　　五、病例讨论 ……………………………………………………………… 50
　　六、实践作业 ……………………………………………………………… 50

项目九　牙髓病、根尖周病 …………………………………………………… 51
　　一、实验目的 ……………………………………………………………… 51
　　二、实验器材 ……………………………………………………………… 51
　　三、实验内容和方法 ……………………………………………………… 52
　　四、实验作业 ……………………………………………………………… 56
　　五、病例讨论 ……………………………………………………………… 56
　　六、实践作业 ……………………………………………………………… 57

项目十　牙周组织病 …………………………………………………………… 58
　　一、实验目的 ……………………………………………………………… 58
　　二、实验器材 ……………………………………………………………… 58
　　三、实验内容和方法 ……………………………………………………… 59
　　四、实验作业 ……………………………………………………………… 61
　　五、病例讨论 ……………………………………………………………… 61
　　六、实践作业 ……………………………………………………………… 61

项目十一　口腔黏膜病 ………………………………………………………… 62
　　一、实验目的 ……………………………………………………………… 62
　　二、实验器材 ……………………………………………………………… 62
　　三、实验内容和方法 ……………………………………………………… 63
　　四、实验作业 ……………………………………………………………… 67
　　五、病例讨论 ……………………………………………………………… 67
　　六、实践作业 ……………………………………………………………… 67

项目十二　口腔颌面部囊肿和颌骨疾病 ……………………………………… 68
　　一、实验目的 ……………………………………………………………… 68
　　二、实验器材 ……………………………………………………………… 68
　　三、实验内容和方法 ……………………………………………………… 69
　　四、实验作业 ……………………………………………………………… 73
　　五、病例讨论 ……………………………………………………………… 73
　　六、实践作业 ……………………………………………………………… 73

项目十三　牙源性肿瘤 ………………………………………………………… 74
　　一、实验目的 ……………………………………………………………… 74
　　二、实验器材 ……………………………………………………………… 74
　　三、实验内容和方法 ……………………………………………………… 75

四、实验作业 ………………………………………………………………… 79
　　五、病例讨论 ………………………………………………………………… 80
　　六、实践作业 ………………………………………………………………… 80

项目十四　唾液腺疾病 …………………………………………………………… 81
　　一、实验目的 ………………………………………………………………… 81
　　二、实验器材 ………………………………………………………………… 81
　　三、实验内容和方法 ………………………………………………………… 82
　　四、实验作业 ………………………………………………………………… 86
　　五、病例讨论 ………………………………………………………………… 86
　　六、实践作业 ………………………………………………………………… 87

项目十五　口腔颌面部其他组织来源的肿瘤和瘤样病变 ……………………… 88
　　一、实验目的 ………………………………………………………………… 88
　　二、实验器材 ………………………………………………………………… 88
　　三、实验内容和方法 ………………………………………………………… 89
　　四、实验作业 ………………………………………………………………… 95
　　五、病例讨论 ………………………………………………………………… 95
　　六、实践作业 ………………………………………………………………… 95

第二篇　综合实验 …………………………………………………………………… 97

项目十六　口腔颌面部发育基础与疾病 ………………………………………… 99
　　一、实验目的 ………………………………………………………………… 99
　　二、实验器材 ………………………………………………………………… 99
　　三、实验内容和方法 ………………………………………………………… 100
　　四、思考题 …………………………………………………………………… 105
　　五、病例讨论 ………………………………………………………………… 105

项目十七　牙体组织基础与疾病 ………………………………………………… 106
　　一、实验目的 ………………………………………………………………… 106
　　二、实验器材 ………………………………………………………………… 106
　　三、实验内容和方法 ………………………………………………………… 107
　　四、思考题 …………………………………………………………………… 109
　　五、病例讨论 ………………………………………………………………… 110

项目十八　牙周组织基础与疾病 ………………………………………………… 111
　　一、实验目的 ………………………………………………………………… 111
　　二、实验器材 ………………………………………………………………… 111
　　三、实验内容和方法 ………………………………………………………… 112
　　四、思考题 …………………………………………………………………… 113

五、病例讨论 ··· 113

项目十九　唾液腺基础与疾病 ·· 114
　　一、实验目的 ··· 114
　　二、实验器材 ··· 114
　　三、实验内容和方法 ··· 115
　　四、思考题 ·· 117
　　五、病例讨论 ··· 117

项目二十　口腔黏膜基础与疾病 ·· 118
　　一、实验目的 ··· 118
　　二、实验器材 ··· 118
　　三、实验内容和方法 ··· 119
　　四、思考题 ·· 120
　　五、病例讨论 ··· 120

第三篇　附　录 ··· 121

附录一　常规口腔检查 ·· 123
　　一、口腔检查项目 ·· 123
　　二、口腔检查的作用 ··· 123

附录二　组织切片的一般制作方法 ·· 126
　　一、制片方法 ··· 126
　　二、染色方法 ··· 127
　　三、石蜡包埋切片与 HE 染色法 ··· 127

附录三　口腔常用特殊组织切片标本的制作 ·· 129
　　一、石蜡包埋牙体组织切片的制作 ··· 129
　　二、牙体牙周组织联合切片标本的制作 ··· 130

附录四　牙体磨片的制作方法 ·· 131
　　一、普通牙齿磨片的制作 ··· 131
　　二、整体牙齿磨片的制作 ··· 131

附录五　偏光显微镜的原理和应用 ·· 133
　　一、偏光显微镜的构造 ·· 133
　　二、偏光显微镜的原理 ·· 134
　　三、偏光显微镜的应用 ·· 135

附录六　免疫组织化学技术和应用 ·· 136
　　一、免疫组织化学技术的标本 ·· 136
　　二、免疫组织化学技术的分类 ·· 136
　　三、免疫组织化学技术的特点 ·· 137

四、免疫组织化学技术的基本操作程序 ························· 137
五、免疫组织化学技术的结果解析 ····························· 138
六、免疫组织化学技术的影响因素 ····························· 138
七、免疫组织化学技术的临床应用 ····························· 138

参考文献 ··· 140

绪 论

【引言】

古人云"耳闻之不如目见之,目见之不如足践之"★,这是习近平总书记在全国组织工作会议上讲话的引用语,其意强调了实践的重要性。

★汉·刘向《说苑·政理》

一、口腔组织病理学实验课内容、目的和意义

口腔组织病理学是一门以形态观察为主的学科,是口腔医学中重要的基础学科,是连接基础医学与口腔临床医学的桥梁学科。口腔组织病理学包括口腔组织胚胎学和口腔病理学两大部分,前者是学习后者的基础,而后者又是临床正确诊断和治疗口腔疾病的基础。实验教学是口腔组织病理学教学中的重要环节。实验课教学主要通过对正常组织和病理状态下的组织或器官进行大体形态、光学显微镜、模型、图谱等观察,增强学习者的感性认识,使其加深对理论知识的理解,更好地掌握本门学科的基本理论、基本知识和基本技能,以及培养学生分析问题和解决问题的能力。

迄今为止许多口腔疾病的明确诊断仍然要依靠组织病理学检查,如口腔黏膜疾病、口腔颌面部囊肿和肿瘤等,因此,口腔组织病理学阐明疾病的本质,是临床上正确诊断、治疗疾病的基础,是一门兼具基础研究和临床应用功能的学科。实践教学培养学生具有科学严谨的工作态度、严密细心的工作方法,为合格口腔医师的临床工作打好基本技能。因此,学好该课程对口腔医学后续临床课的学习以及未来的职业生涯都具有重要的意义。

二、实验内容

口腔组织病理学实验内容包括大体标本观察、组织切片和磨片观察,进行尸体解剖、临床病理讨论等,其中最重要的是对大体标本和组织切片的观察。

(一)大体标本观察

大体标本是指动物、人体尸体解剖或外科手术取下来的脏器或组织,通常用10%的

福尔马林液固定并封存在标本瓶中的标本。大体标本的观察需要注意以下几个方面：

(1) 首先识别标本属于何种器官和组织。

(2) 与相应的正常脏器和组织比较，观察该器官或组织的大小、形状、色泽是否正常。

(3) 表面和切面状况。

1) 光滑度：平滑或粗糙。

2) 透明度：器官的包膜是菲薄、透明，还是增厚、浑浊。

3) 颜色：暗红或苍白、灰白或灰黑、深黄或棕黄等。

4) 质地：软、硬、韧、松脆等。

(4) 病灶的情况。

1) 分布与位置：观察病灶在器官的哪一部位及其分布情况。

2) 数量：单个或多个，局限或弥散。

3) 大小：体积以长×宽×厚表示，面积以长×宽表示，均以厘米计；也可以常见的实物大小来形容，如米粒大、黄豆大、鸡蛋大、成人拳头大等。

4) 颜色：正常器官应保持其固有的色泽，如暗红色表示含血量多，黄色表示含有脂肪或类脂。

5) 形状：圆形、乳头状、菜花状、结节状等。

6) 病变与周围组织的关系：境界清楚或模糊，有无压迫或破坏，有无包膜，包膜是否完整，脏器间有无粘连等。对空腔性器官的检查要注意器官壁的增厚或变薄，内壁粗糙或平滑，有无突起等，腔内物质的颜色、性质、容量，器官外壁有无粘连等情况。

(二) 组织切片观察

实验观察所用的切片多为 HE 染色（苏木精-伊红染色）切片、磨片和特染切片，其观察方法为：

(1) 先用肉眼观察切片外形、颜色和大体轮廓。

(2) 显微组织切片观察：注意切勿将切片放反，否则高倍镜不易聚焦，并容易压碎玻片。

1) 低倍镜观察：全面观察切片，可以洞察全局，了解组织结构的改变。观察时上下左右扫视全片，确认是何种组织、病变的部位和性质，并明确病变与周围组织的关系（磨片观察时应暗视野）。

2) 高倍镜观察：高倍镜一般用来观察细胞的形态及一些微细的成分。但必须注意，高倍镜是在低倍镜已经观察到病变全貌后再使用的。因此一定要先用低倍镜找到要观察的成分，固定于视野的中央，然后再转用高倍镜。低倍镜与高倍镜应轮换使用。

3) 镜检时应按组织学层次和结构进行观察，并注意组织/病变位于何处，以何处为最突出。

4) 诊断：器官名称+镜下所见，或器官名称+病理变化，在实验观察大体标本和玻片标本时,必须将二者密切结合,两者并重,同时还应注意到标本的来源和病史,注意密切联系理论知识,联想疾病的动态演变,这样才能对疾病有一个发展的、全面的正确认识。

三、实验要求及学习方法

　　口腔组织病理学是以形态观察为主的学科,学生要熟练掌握显微镜的使用技能,在实验时,对各个标本要按照一定的顺序,全面细致地进行观察,并准确而简要地加以描述和绘图,逐步做到熟练掌握组织病理形态学的观察、描述及诊断方法。根据标本实际存在的各种组织、病理现象,联系理论进行比较、分析和综合,从而得出切合实际的结论,加深对教学内容的理解、巩固和掌握,培养科学的思维方法。学习本学科实验课应注意以下几个关系:①局部与整体的关系:实验课上观察的切片是某种组织或器官的一部分,并不能代表此组织或器官的全貌。如一张多形性腺瘤的切片,镜下可见肿瘤有完整被膜,但并不代表着整个肿瘤被膜完整。②形态和功能的关系:组织形态结构是功能活动的物质基础,在观察过程中通过形态联系其功能可以增强学习兴趣和效果。③理论和实践的关系:实验过程中应通过观察镜下表现,进一步验证理论课知识,加深对理论知识的理解和掌握,同时注意理论对实践的指导作用,如釉柱排列方向与龋病窝洞预备的关系。

四、实验报告要求

　　结合课堂对标本的观察,课后实验报告要求学生对某些指定标本、切片的结构绘图并进行描述诊断及问题解答,加深对疾病病理诊断的认识和理解。

　　通过绘图可加强对病变的观察、理解和记忆,这也是能力训练的一个重要环节。绘图应反映主要病变,要求真实、准确、清晰、整洁,并注意掌握比例关系,附注解。绘图的方法是:首先仔细观察病变的镜下表现,找出比较典型的区域,然后用铅笔淡淡勾出轮廓(注意各种成分的位置、比例、关系等)。对草图满意后,再用红蓝铅笔分别涂出细胞质、间质和细胞核等。落笔由轻到重,色彩由浅入深。画图要有边框(圆形或方形)和注解(写于一侧)。绘图时也应本着真实的原则,不可人为加工,教材上的图谱可供参考,但不要模仿。对病理标本的描述一定要真实,不可主观臆造,亦不可照抄书本。语言要精练,层次要清楚,从局部到整体,由里到外,由上到下,逐次描述。对病理标本做诊断时,要细致观察,结合病史,联系理论知识,综合分析。

五、实验守则及注意事项

　　(1)学生必须提前10分钟到达实验室,做好实验前的准备工作。
　　(2)实验课必须穿工作服和携带上课必需物品。
　　(3)实验室要保持安静和良好的秩序,禁止大声喧哗,禁止与实验无关的言行。
　　(4)学生须在教师或实验技术人员的指导下按操作规程进行实验,正确使用仪器和设备。

(5)爱护公物,如显微镜、切片和其他器材,用毕要归原处;损坏物品,应及时向教师汇报,按规定酌情处理。

(6)未经管理人员许可,任何人不得随意动用实验室内的仪器设备。实验室内物品严禁带出室外。

(7)养成良好的实验操作习惯,工作台和桌面保持清洁。

(8)保持实验室环境整洁、走道通畅,设备器材摆放整齐。

(9)每天安排值日生,在实验课结束后,整理好桌面和室内卫生。

(10)注意安全,下课时清理好器材和各种资料,切断电源,关好门窗和水龙头。

(11)消防器材要放在明显位置,严禁将消防器材移作别用。

(12)发生漏电或失火等事故,必须及时报告实验教师,并采取急救措施:首先熄灭火种,拉断室内总电闸,迅速从现场移去易燃物质,然后用实验室备用的灭火器灭火。严重事故必须上报有关部门。

(李　娜)

第一篇 同步实验

项目一 口腔颌面部发育

【引言】

> 天衣岂无缝，匠心剪接成。
> 浑然归一体，广邃妙绝伦*。
> 造化育人面，十突演化成。
> 时间空间调，出错脸丑形。
>
> ★杨振宁《晨曦集》中《赞陈氏级》

神经嵴细胞起源于外胚层，经分化形成神经、皮肤、部分内分泌组织及颌面部大部分结缔组织。额鼻突的下方两侧出现6对柱状弓形隆起，称鳃弓，鳃弓之间内侧浅沟称咽囊，外侧浅沟称鳃沟。鳃弓及咽囊的发育是面部发育过程中的突出特征。额鼻突和第1鳃弓分化为颌面部，第2~3鳃弓分化为中耳、舌及舌骨，第4~6鳃弓分化为喉软骨等。

一、实验目的

(1) 掌握：神经嵴、鳃弓、咽囊的概念及其在口腔颌面部发育中的作用及相关畸形；面部、腭、舌的发育过程及常见发育畸形的发生背景。

(2) 熟悉：颌骨的发育过程。

(3) 了解：颌骨的发育时间及上、下颌骨的发育有何异同。

(4) 能够辨认唇裂、颌裂、腭裂畸形和其他发育畸形。

(5) 能够运用所学知识解释颌面部各种畸形。

二、实验器材

(1) 多媒体数码显微镜互动系统。

(2) 图谱、模型和组织切片（表1-1）。

表1-1　口腔颌面部发育图谱、模型及组织切片

图谱	模型	组织切片
头颈部发育图谱	头颈部发育模型	第8周人胚颜面矢状断面切片(HE)
颌面部发育图谱	颌面部发育模型	第11周人胚头部矢状断面切片(HE)
		第4个月人胚胎下颌矢状断面切片(HE)
		第6个月人胚胎下颌矢状断面切片(HE)

三、实验内容和方法

(一)模型图谱观察

1.神经嵴,鳃弓、咽囊(图谱和模型)

(1)观察神经嵴细胞与神经板、神经沟、神经管的关系(图1-1),思考其来源及开始形成的时间、发生迁移的时间、在头颈部发育中的作用。

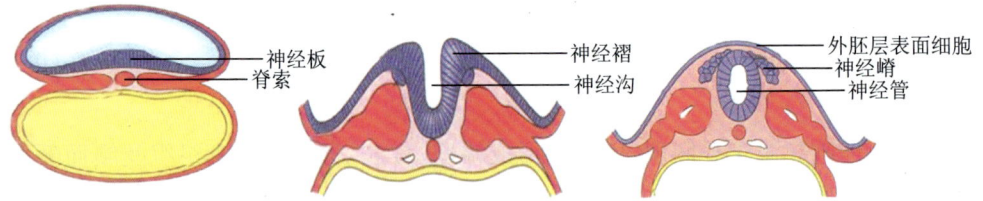

图1-1　三胚层、神经沟、神经管和神经嵴

(2)观察鳃弓和咽囊的形成和发育过程(图1-2),注意其与三胚层的关系、在头颈部发育中的作用和相关畸形的形成背景。

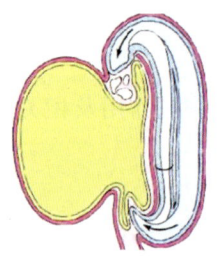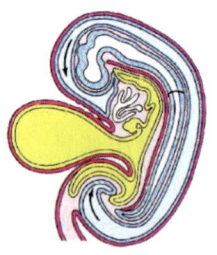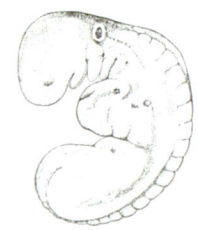

图1-2　鳃弓和咽囊的形成和发育过程

2.面部,腭、舌的发育(图谱和模型)

(1)观察A~F面部各突起的形成过程、相互关系(图1-3),思考其形成的时间、相互联合的时间、在颌面部发育中的作用和相关畸形的形成背景。

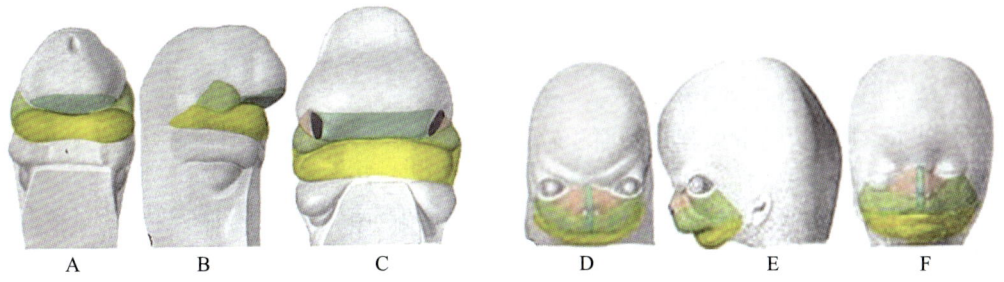

图 1-3　颌面部发育过程

（2）观察前腭突和两个侧腭突的来源（图 1-4）、发生联合的过程和时间，思考其与鼻中隔和切牙管的关系、相关畸形的形成背景。

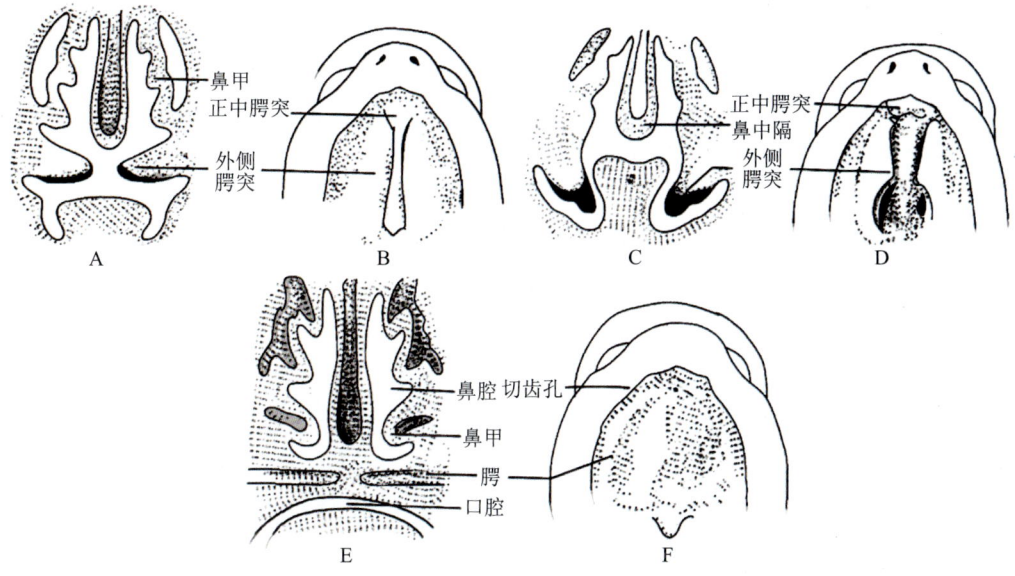

图 1-4　腭发育过程

（3）观察侧舌隆突、奇结节、联合突的来源，思考其在舌发育中的作用（图 1-5），与界沟、舌盲孔、口咽膜、甲状舌管的关系；思考舌发育过程中可能形成哪些异常。

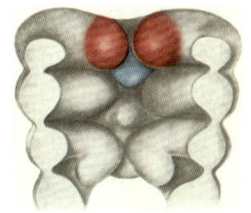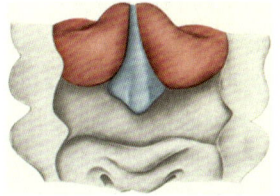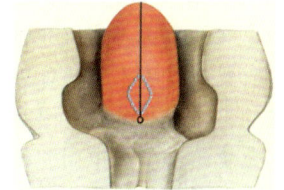

图 1-5　舌发育过程

(二) 切片的观察

1.第8周人胚颜面矢状断面

放大镜:在切片的中央有一处面积较大的深染区,形如"Ω",其为舌,其上方与鼻中隔相对应,内有透明软骨;其两侧为垂直向下生长的侧腭突。

低倍镜:观察口腔上皮的细胞层数;观察舌的位置、两侧腭突的发育情况及口腔与鼻腔的关系;观察到麦克尔氏软骨,深染(嗜碱性)的板状结构为正在发育的下颌骨,在麦克尔氏软骨与下颌软骨之间,有淡染、点状、椭圆形结构,此为正在发育的下颌神经横断面;观察在麦克尔氏软骨的内尾侧端,有一轮廓清晰的间充质,内有染色较深的上皮团块或条索,此为下颌下腺发育之早期,有的切片在原口腔侧方可见腮腺发育早期雏形迹象。

2.第11周人胚头部矢状断面

放大镜:辨认本切片中有关口腔颌面部发育的结构;略显示人头轮廓,额部显示的泡状结构及与之相连的不规则嗜酸性染色物为脑泡,对侧下方为口腔。

低倍镜:舌的位置及形态结构;腭位置及其存在价值;上下唇已有雏形。

3.第4个月人胚胎下颌矢状断面

放大镜:观察口腔各个组成部分的结构关系。

低倍镜:观察舌、舌下腺、下颌骨和唇的发育等。

4.第6个月人胚胎下颌矢状断面

放大镜:在中部上方的泡状结构为牙胚,右侧深染网状结构为发育中的牙槽骨,其上方有舌下腺,左侧为唇。

低倍镜:观察以上各种结构的发育情况。

[知识拓展]

微笑列车项目,让唇腭裂患儿平等生活

唇腭裂是口腔颌面部最常见的先天性畸形之一。根据现有资料,我国唇腭裂的发病率约为1.6‰,每年新发病人约2.5万例。唇腭裂不仅严重影响面部美观,易引起上呼吸道感染、并发中耳炎,还影响患者正常进食、发音及升学就业等,因此带给患者及其家人心理上的负面影响严重且不可忽视。

微笑列车唇腭裂修复慈善项目(以下简称"微笑列车项目"),是美籍华人王嘉廉先生于1999年在美国发起并正式注册的非营利性慈善组织。其救治对象是因家庭经济困难,不能支付唇腭裂修复手术费的贫困患者。凡年龄在3个月至40周岁的贫困患者,均可持当地乡(镇)以上政府部门出具的贫困证明,到所在省慈善、(民政)部门或当地"微笑列车"定点医院登记免费手术。在中国,"微笑列车项目"捐助达到5000万美元,与民政部和中华慈善总会以及全国多家医院展开了合作,是中国最大的慈善捐助项目之一。此项工作目前已经发展成为一个集慈善、民政、医疗多部门大协作的全国性慈善项目。迄今为止,在中国已有8万多名患者接受免费手术,1万多名医务人员获得免费培训教育。

四、实验作业

绘制颌面部发育的额鼻突、下颌突、上颌突、中鼻突、侧鼻突、球状突、原口和鼻凹结构图,标注结构名称及形成时间。

五、思考题

(1)颌面部常见发育畸形有哪些?其形成背景如何?
(2)看图回答问题:
①写出图1-6中B~G各种畸形的名称。
②简述各种唇裂、颌裂和腭裂的发病机制。
③哪些因素可诱发上述畸形?

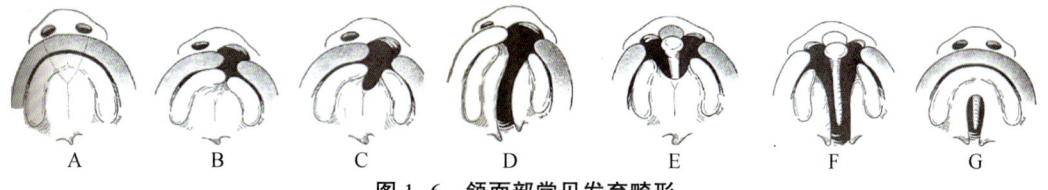

图1-6 颌面部常见发育畸形

六、实践作业

1.实践项目
实践项目为利用彩色橡皮泥制作颌面部发育模型。
2.实践方案
(1)教师首先说明颌面部发育模型泥塑作品的规范和要求,然后发彩色橡皮泥,同学们制作泥塑模型。
(2)师生按评价标准筛选出优秀作品。
(3)精选的优秀作品摄像存档,供教学观摩用。

(张海林)

项目二 牙体发育

【引言】

> 成釉器,神而奇,发育过程很给力。
> 蕾状帽状钟状期,三期变化动态的。
> 手背手心做比喻,外釉星中内釉细。

牙及其支持组织是由上、下颌突和额鼻突的外胚间充质发育而来,牙的发育包括牙胚的发生、组织形成和萌出。这一过程从胚胎期持续到出生之后。

一、实验目的

(1) 掌握:成釉器发育的蕾状期、帽状期和钟状期形态分化和细胞分化特征,牙板的结局,牙本质、釉质、牙髓的形成,牙根及牙周组织的形成。

(2) 熟悉:牙发育早期原发性上皮板的形态,牙发育的同时相伴随的部分牙槽骨、颌骨的成骨特点。

(3) 了解:乳牙、恒牙替换及乳牙萌出的次序和时间。

(4) 能够认识牙数目异常、大小异常、形态异常和结构异常。

(5) 能够应用所学的牙体发育知识解释牙体的各种异常。

二、实验器材

(1) 多媒体数码显微镜互动系统。

(2) 图谱、模型和组织切片(表2-1)。

表2-1 牙体发育图谱、模型及组织切片

图谱和模型	大体	组织切片
牙发育图谱和模型	牙发育的头骨标本	人胚第5周头部冠状切片(HE)
		牙胚蕾状期切片(HE)
		牙胚帽状期切片(HE)
		牙胚钟状期切片(HE)
		乳牙萌出切片(HE)
		乳恒牙替换切片(HE)

三、实验内容和方法

1. 牙发育的早期征象

（1）低倍镜观察：首先观察上颌、下颌、舌的大小及部位，侧腭突的发育情况，口腔与鼻腔是否相通，再观察口腔黏膜，注意上皮的形态特点。观察原发性上皮板的部位、形态、上皮的分层特点及与其他部位口腔黏膜的关系。

（2）高倍镜观察：原发性上皮板处上皮细胞的层次、细胞形态及排列密度，注意上皮板下方的结缔组织有何变化。

低倍镜下辨认上颌、下颌和原始口腔位置（图2-1 A），高倍镜下观察原始口腔上皮由两层细胞组成，外层是扁平上皮细胞，内层为矮柱状的基底细胞（图2-1 B）。原始口腔上皮向内增生形成的马蹄形上皮板即牙板，牙板末端上皮细胞继续增生形成一团细胞，即牙蕾。在牙蕾周围的间充质细胞也有增生现象，细胞密集。

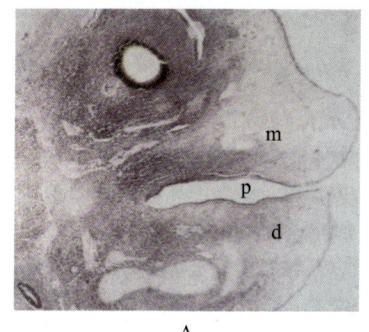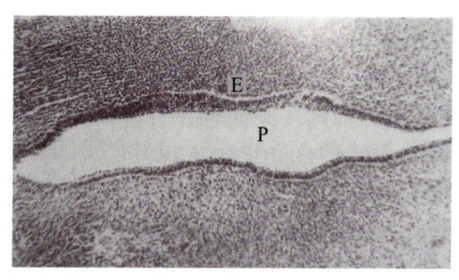

图2-1　人胚第5周头部冠状切片
A.低倍镜；B.高倍镜
m.上颌突；d.下颌弓；p.原始口腔
P.原始口腔；E.局部上皮增生，形成原发性上皮带

2. 牙胚蕾状期

（1）肉眼观察：上颌、下颌、舌、鼻腔等解剖结构的位置、大小、相互关系。

（2）低倍镜观察：上颌和下颌的发育情况，是否有骨的形成，下颌软骨的位置及形态，牙管的位置，重点观察蕾状期成釉器的外形，注意成釉器深面的结缔组织的变化、成釉器与牙板及口腔黏膜的关系。

（3）高倍镜观察：蕾状期成釉器的细胞形态、细胞分裂情况，深面结缔组织细胞有无排列上的变化等。

低倍镜下辨认上下颌、口唇、舌和鼻的解剖位置。观察到鼻囊外侧的上颌带状细胞凝聚区开始骨化，骨化中心出现在神经分支的夹角处，即眶下神经发出上前牙神经处。蕾状期成釉器的外形似花蕾（图2-2），高倍镜下见细胞呈立方或矮柱状。在上皮下方和周围的外胚间质细胞增生，密集在一起包绕上皮芽，但未见细胞分化。

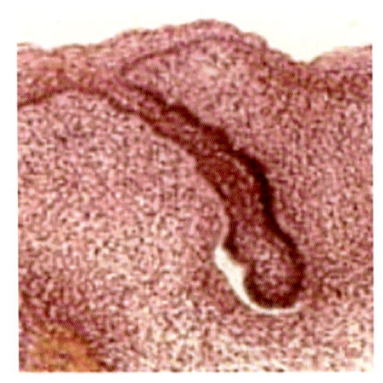

图 2-2　牙胚蕾状期

3.牙胚帽状期

（1）肉眼观察：头部主要解剖结构的形态、大小及相互关系，辨认口腔上颌、下颌中牙胚的大致位置。

（2）低倍镜观察：成釉器的形态，牙胚发育的各部分如牙板、成釉器、牙乳头、牙囊，牙胚与周围组织的关系，颌骨、腭、舌、口腔黏膜的发育情况等。

（3）高倍镜观察：成釉器的形态及构成，外釉上皮、内釉上皮、星网状层的位置及细胞形态；牙乳头的位置及细胞构成，细胞形态特点，纤维成分的多少等；牙囊的位置及形态特点。

低倍镜下辨认上下颌、口唇、牙板、牙胚、前庭板。观察到帽状期牙胚（图2-3）的结构包括成釉器、牙乳头和牙囊。此期牙囊不明显，成釉器下方的球形细胞凝聚区称牙乳头。高倍镜下观察到成釉器分化出的三层细胞的形态特征，即外釉上皮层、内釉上皮层和星网状层。

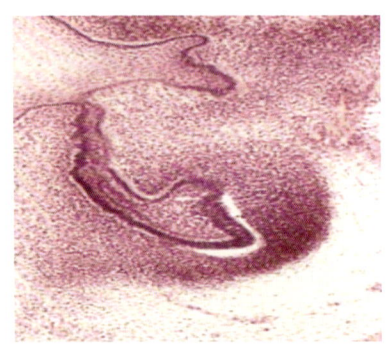

图 2-3　牙胚帽状期

4.牙胚钟状期

低倍镜观察：成釉器的形态、内釉上皮（或成釉细胞）的排列及形态、外釉上皮的排列（注意其中包绕的结缔组织中的血管）、星网状层细胞、颈环、牙乳头（注意其中的血管及纤维）、牙囊。如观察的切片为乳牙胚，观察恒牙胚的位置、发育状态及其与乳牙胚的关系，牙槽骨的发育情况；如观察的切片为牙硬组织形成期，则观察釉质基质、牙本质基质、前期牙本质,注意其染色特点及从牙尖或切缘至牙颈部的厚度变化等。

高倍镜观察:成釉器的内釉上皮、外釉上皮、星网状层和中间层分布及细胞形态,如为硬组织形成期,再观察成釉细胞的形态、釉质基质的形态;牙乳头的细胞形态特点,有硬组织形成者注意成牙本质细胞的分布及形态、牙髓的血管及纤维;牙囊的细胞形态;牙板的形态(注意此时的牙板与帽状期相比有无形态变化,恒牙板的位置)。

(1) 牙胚钟状期早期切片:肉眼认识牙胚在颌骨中的位置及乳、恒牙胚的位置关系。

显微镜观察:低倍镜观察可见成釉器、牙乳头、牙囊结构,钟状期成釉器(图2-4)可分为四层,即外釉上皮层、星网状层、中间层、内釉上皮层。高倍镜观察成釉器每一层的特点:①外釉上皮层由矮立方形或扁平细胞组成,位于成釉器的凸面,排列不整齐,呈折叠状,凹陷内有牙囊中的毛细血管通过。②内釉上皮层由单层柱状细胞构成,位于成釉器的凹面,核远离基底膜。从牙颈部到牙尖部细胞由矮柱状分化成高柱状。内釉上皮和外釉上皮相连处为颈环。③星网状层细胞呈星形、多边形,排列疏松,连接呈网状,网眼内为基质。④中间层在内釉上皮与星网状层之间,为2~3层扁平细胞(帽状期无该层)。牙乳头位于成釉器深部,内釉上皮层内侧,是较致密的外胚间叶组织,细胞呈星形或梭形,密集,血管较丰富。在牙乳头和成釉器之间有基底膜。在成釉器和牙乳头周围呈环状排列的外胚间叶组织是牙囊,细胞呈梭形。

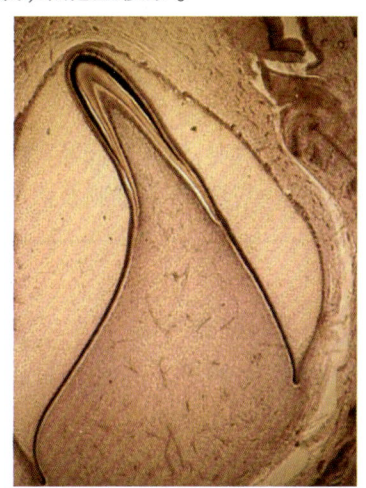

图 2-4　牙胚钟状期

(2) 牙胚钟状期晚期(牙硬组织形成)切片:镜下见成釉器已与口腔上皮分离,在牙胚与口腔上皮之间的间质中见一些小细胞团块或条索,部分呈角化珠状,为 Serres 上皮剩余,部分仍与口腔上皮相连。在乳牙胚的舌侧,可见5~6层矮柱状细胞形成的恒牙板,末端可见帽状期或蕾状期恒牙胚形成。牙乳头近内釉上皮层一侧,细胞分化为单层、高柱状,即成牙本质细胞。牙本质基质开始形成,靠近成牙本质细胞的淡红色的一层为前期牙本质,外层红色的一层为矿化的牙本质基质。内釉上皮也分化为成釉细胞并分泌釉质基质,近成釉细胞的紫色一层为釉质基质(图2-5)。

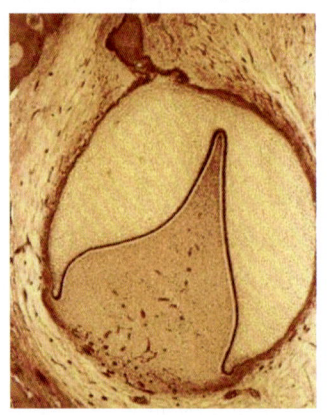

图2-5 牙体硬组织形成

5.乳牙萌出

低倍镜观察:乳牙牙尖突破口腔黏膜而萌出,乳牙釉质因脱钙留下空白区,乳牙根的形态,上皮根鞘的形态及位置,牙槽骨的形态,牙板断裂所形成的上皮珠,恒牙胚的位置及所处的时期。

6.乳恒牙替换

(1)肉眼观察:乳牙与其后继恒牙的位置关系,注意其各自与口腔黏膜、牙槽骨的相对位置。

(2)低倍镜观察:乳牙牙根的吸收情况,恒牙牙冠及牙根的发育状态。

(3)高倍镜观察:乳牙牙根的吸收陷窝,破骨细胞及吸收区软组织有何变化。

【知识拓展】

口腔医学美容

随着社会物质文化水平的提高,人们对美的需求也越来越高,对口腔美容的需求也随之增加。越来越多的新产品、新器械、新技术、新方法等在口腔颌面部美容整形领域得到应用。

近年来,人工智能技术在口腔美容整形领域发挥了重要的作用。应用人工智能进行口腔颌面部及牙齿图像形态自动识别,获得个性化的口腔颌面部以及牙齿的三维美学图像数据,为正畸、正颌等口腔美容整形患者提供诊断、手术方案设计、术后效果模拟等,有助于提高手术效果,更利于医患之间的沟通。3D打印技术目前已广泛应用于口腔医学的多个领域,如制作正颌手术的导板、咬合板,在颌骨、耳鼻等修复重建时预先打印出支撑物或移植物,都使手术效果得到极大的提升。

四、实验作业

绘制牙胚钟状期(硬组织形成早期)低倍镜下图,标出牙胚的三个组成部分,成釉器的四层及成釉细胞、釉质基质、成牙本质细胞、牙本质基质、前期牙本质、牙髓、颈环、牙板、上皮珠、恒牙牙胚。

五、思考题

(1)以乳中切牙为例,试述牙发育的全过程。
(2)牙胚包括哪几部分?各形成哪些牙体及牙周组织?

六、实践作业

1.实践项目
实践项目为认识乳牙萌出。
2.实践方案
(1)口腔志愿者进入社区调查孩子乳牙萌出时间及第一颗乳牙萌出位置分布和乳牙萌出顺序,并做好记录。
(2)结合文献资料,了解乳牙萌出分期、乳牙萌出延迟,分析影响乳牙萌出的因素有哪些。
3.实践报告
学生进行总结并写出实践报告。

(张海林　王婷婷)

项目三

牙体组织——釉质

【引言】

釉质结构微细观，釉柱、釉梭和釉板。
磨片可见"年轮"样，显示岁月芮氏线。

釉质覆盖在解剖学牙冠的表面，是人体最硬的组织，直接承担咀嚼压力，由釉柱构成。釉柱是细长的柱状结构，起自釉质牙本质界，贯穿釉质全层达牙的表面。在窝沟处，釉柱由釉质牙本质界呈放射状向窝沟底部集中，近牙颈部呈水平状。釉质和牙本质相交的面称釉质牙本质界，外形呈连续的贝壳状，而不是一条直线。釉质中含有机物较多的部位有釉丛、釉板和釉梭。与釉质周期性生长相关的结构有横纹、生长线；与釉柱排列方向相关的结构有绞釉、施雷格线、无釉柱釉质。

一、实验目的

(1) 掌握：釉质的分布部位、厚度和表面形态，釉质磨片光学显微镜下的组织结构。
(2) 熟悉：生长线、釉板、釉丛、釉梭及釉质牙本质界的组织学特征和成因。
(3) 了解：釉柱超微结构特征和牙体磨片的制作过程。
(4) 能熟练辨认磨片釉质的组织结构，理解釉质结构的临床意义。
(5) 通过磨片制作，锻炼动手操作的能力，培养团队协作精神。

二、实验器材

(1) 多媒体数码显微镜互动系统和磨具。
(2) 大体标本、图谱、牙剖片和磨片（表3-1）。

表3-1 牙体组织——釉质大体标本、图谱、磨片

大体标本、图谱	磨片
釉质超微结构图	前后牙的纵断磨片
牙剖片	磨牙牙冠的横断磨片

三、实验内容和方法

(一) 磨片观察

1.前后牙的纵断磨片

(1)肉眼观察:观察牙磨片的整体形态,注意牙釉质的外形、分布及厚度变化,注意釉质与其他牙体组织的关系。磨片中央为牙髓腔,在牙髓腔的外面为牙本质,牙本质表面的冠部覆盖着釉质,根部覆盖着牙骨质。釉质呈乳白色,牙尖或切缘较厚,牙颈部较薄。

(2)显微镜观察(注意:将载物台下的孔径光阑关小,以适当调暗光线):

低倍镜观察:辨认釉柱,观察釉柱排列方向,注意釉柱在牙尖、牙颈部及窝沟排列不同。观察釉质生长线和釉质牙本质界,寻找釉板、釉梭和釉丛,注意形态位置及分布。低倍镜可见釉柱呈柱状,从釉质牙本质界呈放射状伸向表面。在牙颈部,釉柱几乎呈水平状;在窝沟处,釉柱从釉质牙本质界向窝沟底部集中(图3-1,图3-2)。釉质和牙本质交界处即釉质牙本质界(图3-3),呈连续的小弧形,其弧形的凹面向着釉质,凸面向着牙本质,可见釉板(图3-4)、釉梭和釉丛(图3-5)。釉板从釉质表面伸向釉质内,可停止在釉质内、到达釉质牙本质界或越过釉质牙本质界进入牙本质内,呈裂隙状,灰褐色。釉梭在牙尖部较多见,从牙本质边缘伸入釉质内,呈纺锤状,黑色。釉丛起自釉质牙本质界,向牙表面方向散开,呈草丛状,高度为釉质厚度的1/4~1/3。

高倍镜观察:可见釉柱和柱间质、釉柱横纹的形态;直釉、绞釉的分布特点。高倍镜下牙颈部釉柱上横纹尤为明显。在牙尖和切缘明显可见直釉、绞釉(图3-6)。釉柱近表面1/3较直,称为直釉;内2/3绞绕弯曲,称为绞釉。

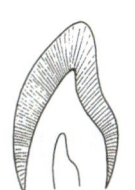 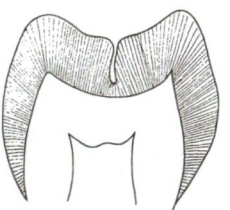　　　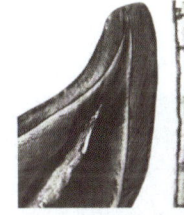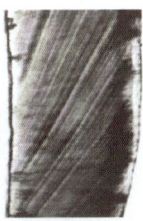

　　图3-1　釉柱排列方向模式图　　　　　图3-2　牙纵磨片

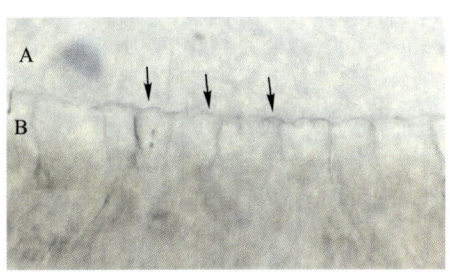　　　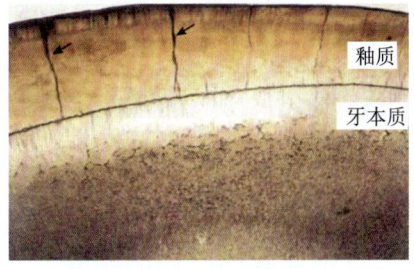

　图3-3　釉质牙本质界　　　　　　　　图3-4　釉板
　A.牙本质;B.釉质　　　　　　　　　　箭头示釉板
　箭头示釉质牙本质界

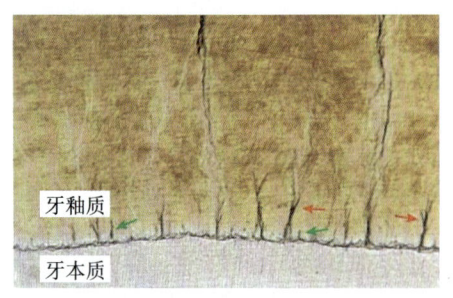

图 3-5　釉丛、釉梭

红色箭头示釉丛；绿色箭头示釉梭

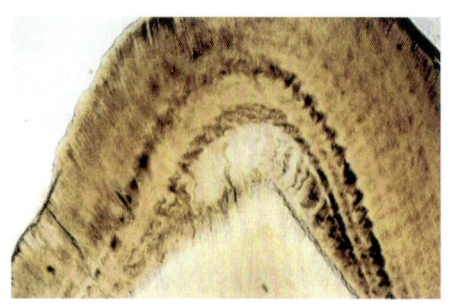

图 3-6　绞釉

2.磨牙牙冠的横断磨片

（1）肉眼观察：观察牙磨片的整体形态。磨片外周为釉质，呈乳白色；中央部分为牙本质，呈淡黄色。在牙本质中部尚可见到小岛状乳白色的釉质区，称釉质岛（图 3-7）。

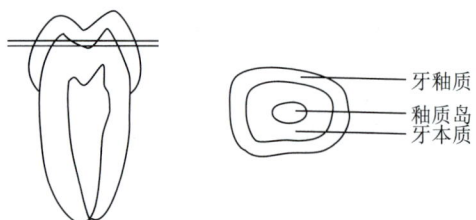

图 3-7　釉质横断面分切线及剖面示意图

（2）显微镜观察：观察釉质牙本质界、釉丛、釉板、釉梭（有或无）、釉柱和釉质生长线，结合纵磨片所见进一步思考釉质中各种结构组织学的立体形象。镜下可见釉柱横断面呈鱼鳞状（图 3-8），尤见于釉质小岛内；釉质生长线呈深褐色，同心环状排列（图 3-9）。

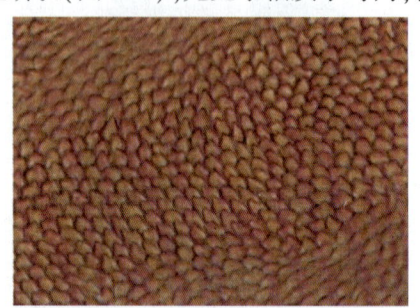

图 3-8　釉柱横断面呈鱼鳞状

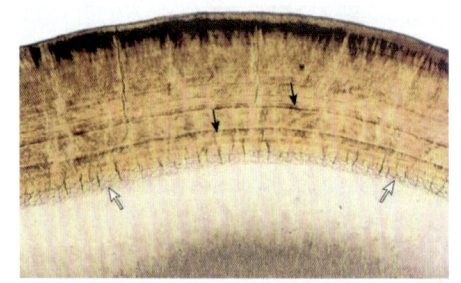

图 3-9　釉质生长线

黑色箭头示釉质生长线，白色箭头示釉质牙本质界

（二）釉质超微结构的观察

釉柱（图 3-10 C）是由许多呈一定排列方向的扁六棱柱形晶体所组成，这些釉质晶

体在釉柱的头部互相平行排列,而从颈部向尾部移行时,尾部与釉柱长轴呈65°~70°的倾斜(图3-10 D)。电镜下釉柱的横剖面呈球拍样(图3-10 A),有一个近乎圆形较大的头部(a)和一个较细长的尾部(b)。釉柱尾部与相邻釉柱头部的两组晶体相交处呈现的弧形边界称为釉柱鞘(图3-10 A中绿色箭头示)。

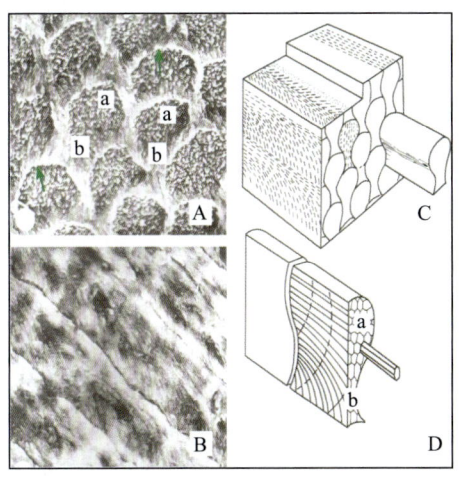

图3-10　釉柱及晶体排列
A、B为釉柱横、纵断面扫描电镜图,C、D为釉柱及晶体排列模式图

【知识拓展】

孩子为什么要做窝沟封闭?

　　窝沟封闭就是将牙面上的深窝沟用树脂或玻璃离子类材料封闭起来,防止细菌及其酸性代谢产物进入窝沟内引起龋坏的一种龋病预防措施,是世界卫生组织(WHO)指定的一种有效预防窝沟龋的方法。

　　由于刚萌出的牙齿发育尚未完全,牙齿表面钙化不足,耐酸性差,同时窝沟是食物、菌斑滞留区,且不易清洁,所以窝沟是龋病最易发生的部位,易形成窝沟龋,而且窝沟底部釉质较薄,窝沟龋形成后病变很容易进展到牙本质。儿童的口腔卫生意识薄弱,正确刷牙的能力较差,其患龋风险进一步提高,窝沟封闭能够使儿童患窝沟龋的风险大大降低。根据临床验证,使用窝沟封闭12个月后,可降低86%蛀牙率;48个月后,可降低57%蛀牙率,且5年内封闭剂的留存率高达80%以上,可持续有效阻断蛀牙细菌的入侵,防止蛀牙。进行窝沟封闭的最佳年龄是3岁(乳磨牙)、6岁(第一恒磨牙)、12岁(第二恒磨牙)。

四、实验作业

　　绘制釉质纵断面低倍镜下图及横断面高倍镜下图。纵断面图标注釉柱、釉柱横纹、直釉、绞釉、生长线、釉板、釉梭、釉质牙本质界等结构;横断面图标注釉板、釉丛、生长线、直釉、绞釉、釉柱横断面等结构。

五、思考题

(1)结合常喝碳酸饮料容易引起龋病,谈一谈釉质的理化特性。

(2)釉质中有机物含量较多的区域有哪些?各有什么形态特点?它们有什么临床意义?

(3)牙齿表面的釉质组织学结构如何?

六、实践作业

1.实践项目

实践项目为制作合格的牙体组织磨片。

2.实践方案

(1)带领学生深入磨片制作车间,观看牙齿磨片制作流程。

(2)在医院口腔科收集新鲜的离体牙,进行消毒、包埋,分切成1~2 mm厚的牙剖片。每位同学领取一片,分组操作。要求每位学生制作出一张合格的牙体组织磨片。

(3)组织班会,分组讨论,写出心得体会。

3.实践报告

学生进行总结并写出实践报告。

(李 娜 肖亚利)

项目四

牙体组织——牙本质、牙骨质、牙髓

【引言】

釉本骨髓*四弟兄，原本不是一母生。釉质外胚层分化，本骨髓属中胚层。

四兄弟间名词多，形态抽象难掌握。显微镜下认真阅，剖析内涵免差错。

★釉质、牙本质、牙骨质、牙髓依次缩写为釉、本、骨、髓

牙本质构成牙的主体，由牙本质小管和细胞间质构成，牙本质小管内含成牙本质细胞的突起。牙骨质覆盖于牙根表面，结构上类似于骨。牙本质中央有一空腔，称为髓腔，充满疏松的结缔组织即牙髓，牙髓的血管和神经通过狭窄的根尖孔与牙周组织相通连，牙髓有形成牙本质的功能。

一、实验目的

(1)掌握：牙本质的组织结构，牙本质小管的形态、走行方向及牙本质细胞的特点；牙骨质的组织结构；牙髓的组织结构。

(2)熟悉：牙本质中钙化程度不同的各种组织学现象及牙本质的反应性变化；牙髓的增龄性变化及牙髓的功能；牙骨质的生物学特性。

(3)了解：牙本质小管的超微结构特征；牙髓的生物学特性。

(4)能熟练辨认磨片牙本质的组织结构，分析继发性牙本质和(或)修复性牙本质形成对髓腔形态的影响及临床意义。

(5)通过牙体组织切片的制作，锻炼动手操作的能力，培养团队协作的精神。

二、实验器材

(1)多媒体数码显微镜互动系统。

(2)图谱、磨片和组织切片(表4-1)。

表 4-1　牙本质、牙骨质和牙髓图谱、磨片和组织切片

图谱	磨片	组织切片
牙本质超微结构图	牙的纵断磨片	牙体组织脱钙横切片（银染）
	牙的横断磨片	牙体组织脱钙纵切片（银染）
		牙髓切片（HE）

三、实验内容和方法

（一）标本观察

1.牙纵断磨片

（1）肉眼观察：注意牙本质在牙体中的分布、形态及厚度；牙本质、牙骨质和髓腔的分布及彼此之间的关系，牙骨质的分布，并与牙釉质、牙本质的厚度加以比较；髓室、髓角、根管及根尖孔的形态。

牙本质构成牙的主体，由成牙本质细胞分泌，牙本质冠部和根部表面分别由釉质和牙骨质覆盖。牙骨质是覆盖于牙根表面的一层硬结缔组织，在近牙颈部较薄，在根尖和磨牙根分叉处较厚。牙本质中央的牙髓腔内有牙髓组织。

（2）显微镜观察。

1）牙本质：辨认釉质牙本质界；观察牙本质小管的形态走行方向，球间牙本质的形态及分布，辨认托姆斯颗粒层、继发性牙本质、修复性牙本质、牙本质死区的分布位置及形态。

牙本质小管自髓腔表面向釉牙本质呈放射状排列，在牙尖及根尖部牙本质小管较直，而在牙颈部弯曲呈"~"形，近牙髓端的凸弯向着根尖方向；牙本质小管自牙髓端伸向表面，由粗变细，沿途分出许多侧支，并与邻近小管的侧支互相吻合。球间牙本质（图4-1）主要见于冠部近釉质处，沿牙本质生长线分布，为深色不规则的多边形、小凹形间隙；托姆斯颗粒层（图4-2）见于根部牙本质透明层内侧，为一颗粒状的未钙化层；继发性牙本质（图4-3）是靠近牙髓腔的部分牙本质，与原发性牙本质形成明显的分界线。牙本质小管数目减少，常呈水平状，且在整个髓腔面呈不均匀分布。修复性牙本质（图4-4）见于釉质受损牙，位于牙本质近髓腔侧，与死区相对应，仅含少数牙本质小管，明显弯曲，与原发性或继发性牙本质分界明显；镜下呈黑色区域为死区，当牙本质暴露，成牙本质细胞突起变性、分解，牙本质小管内充满空气，呈黑色。

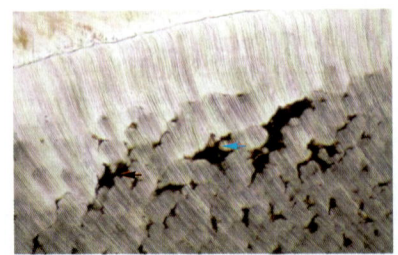

图 4-1　球间牙本质（箭头所示）

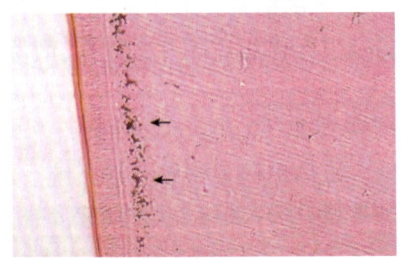

图 4-2　托姆斯颗粒层（箭头所示）

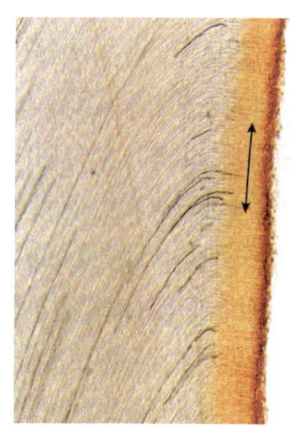

图 4-3　继发性牙本质(箭头所示)

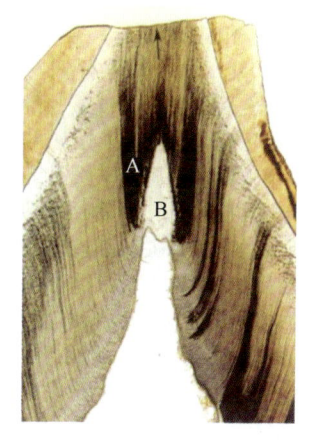

图 4-4　修复性牙本质及死区
A.死区；B.修复性牙本质
箭头示磨耗致牙本质暴露

2) 牙骨质：观察牙骨质分布和厚度，牙颈部牙骨质与牙釉质的连接方式，在根尖部观察牙骨质陷窝形态、分布情况，辨认穿通纤维及其与牙骨质层板状结构的关系，细胞性牙骨质和无细胞牙骨质分布的一般规律。

牙骨质颈部薄，根尖部厚，呈层板状结构。釉质牙骨质界的三种连接方式为：牙骨质覆盖少许釉质，牙骨质与釉质端端相接，或两者分离、不相连接(图 4-5)。表层的牙骨质中可见穿通纤维，纤维与牙骨质表面垂直。无细胞牙骨质(图 4-6 B)，颈部多见，位于牙根颈部 1/3 及牙根中 1/3 牙本质表面，呈层板状，见穿通纤维的痕迹(与层板垂直)；细胞牙骨质(图 4-6 A)，根尖部多见，位于无细胞牙骨质及根尖 1/3 牙本质表面，其中见多个牙骨质细胞陷窝及其周围的多向牙根表面伸展的分支小管，骨陷窝呈黑色，周围小管呈黑色细丝样突起，似蜘蛛状。

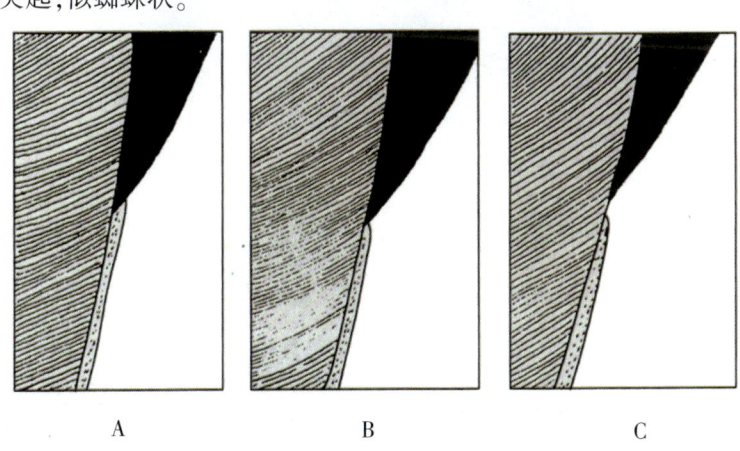

图 4-5　釉质牙骨质界的三种连接方式
A.牙骨质覆盖牙釉质 60%；B.釉质与牙骨质端端相接 30%；C.釉质和牙骨质分离 10%

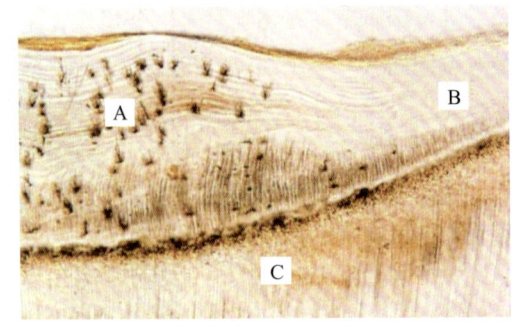

图 4-6 牙骨质
A.细胞牙骨质；B.无细胞牙骨质；C.牙本质

2.牙横断磨片

（1）低倍镜观察：观察牙本质小管及釉质牙本质界，注意牙本质生长线的形态及走行特点。镜下可见牙本质小管横剖面，规律的间歇线即牙本质生长线，它与牙本质小管垂直，色浅。

（2）高倍镜观察：可观察到牙本质小管、球间牙本质。高倍镜下可见牙本质小管（图4-7）横断面，成牙本质细胞突起呈一黑色点状，其周围白的透亮部分为管周牙本质，小管之间为管间牙本质。

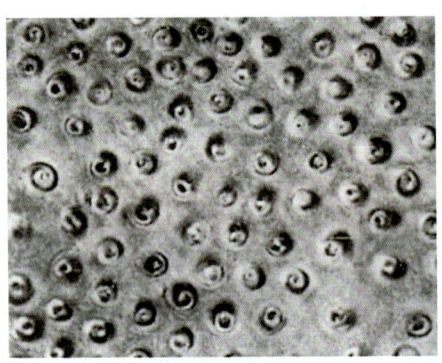

图 4-7 牙本质小管横断面

3.牙体组织脱钙横切片（银染）

（1）肉眼观察：为近牙颈部横切片。

（2）低倍镜观察：切片釉质不存在，见围绕髓腔的牙本质。注意牙本质生长线、球间牙本质、牙本质小管、原发性牙本质、继发性牙本质、前期牙本质的分布及形态；髓室、髓角、根管的形态，牙髓的血管；牙骨质层板及细胞。

（3）高倍镜观察：由于颈部牙本质小管的走行呈弯曲状，故可见牙本质小管的不同断面。大多为小管的纵断面，从髓腔侧呈放射状伸向牙本质表面。银染后很容易观察到小管内的成牙本质细胞突起呈黑色的细线，并可见其分支。部分区域可见牙本质小管的横断面，成牙本质细胞突起呈一黑色小点状，其周围白色透亮部分为管周牙本质，小管之间为管间牙本质。

4.牙体组织脱钙纵切片

(1)肉眼观察:牙髓充满于牙髓腔内,牙骨质覆盖于根部牙本质表面。

(2)显微镜观察:银染后很容易观察到小管内的成牙本质细胞突起呈黑色的细线,并可见其分支(图4-8)。可见球间牙本质(图4-9)、继发性牙本质、前期牙本质的部位及形态、染色特点,前期牙本质与钙化牙本质交界的钙化前沿处可见钙化小球、牙本质生长线(图4-10)。

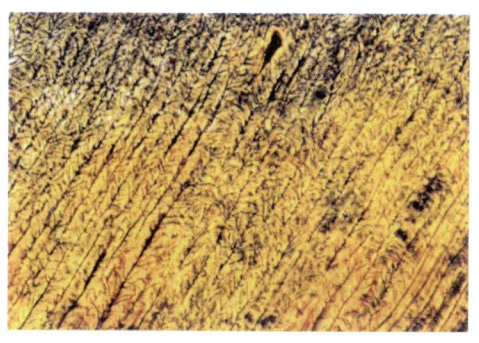

图4-8 牙本质小管分支

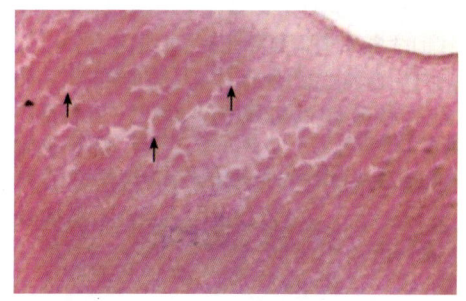

图4-9 球间牙本质(箭头所示)

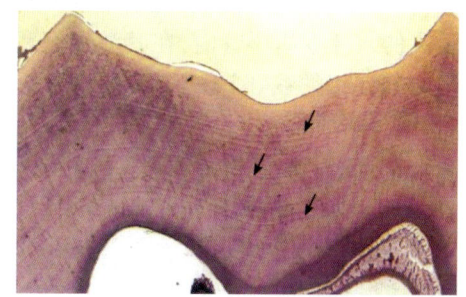

图4-10 牙本质生长线(磨牙切片,箭头所示)

5.牙髓切片

(1)肉眼观察:观察髓室、髓角、根管的形态。

(2)显微镜观察:低倍镜辨认出牙本质和牙髓(图4-11);高倍镜从牙髓室壁观察牙髓结构、牙髓内纤维的分布,神经、血管的特点及分布情况。进一步观察成牙本质细胞在牙髓的髓室、根管及近根尖部位形态的变化。

高倍镜下见牙髓由外向内的四层结构(图4-12):①成牙本质细胞层,本层紧接前期牙本质,主要由成牙本质细胞体构成。成牙本质细胞单层或者假复层排列,从髓室、根管及近根尖部(冠部、牙根中部到接近根尖处)细胞形态由高柱状到立方形到扁平状。成牙本质细胞主要功能是形成牙本质。②乏细胞层,又称Weil层,在髓角处较明显,易分辨。有血管,无髓神经纤维和纤细的成纤维细胞的突起分布。此层存在与否决定于牙髓的功能状态。③多细胞层,细胞密集,可见星形的牙髓细胞(成纤维细胞)、椭圆形或梭形的巨噬细胞等。④髓核,也称固有牙髓,细胞分布比较均匀,含丰富的血管和神经。

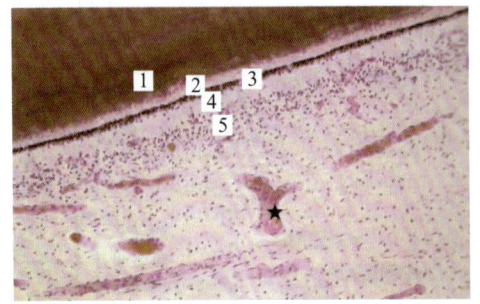

图 4-11　牙髓组织(低倍镜)
1.钙化牙本质;2.前期牙本质;3.成牙本质细胞层;
4.乏细胞层;5.多细胞层(星号示血管)

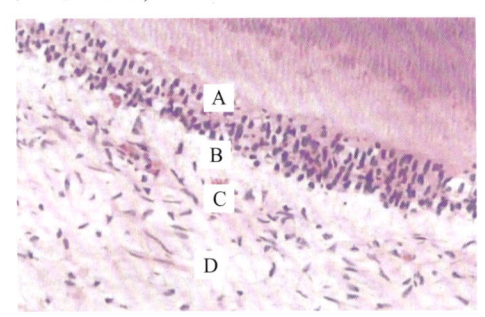

图 4-12　牙髓组织(高倍镜)
A.成牙本质细胞层;B.乏细胞层;
C.多细胞层;D.髓核

(二) 牙本质的超微结构的观察

用电镜可观察到牙本质小管(图 4-13)。牙本质小管为贯穿于牙本质全层的管状结构,内含成牙本质细胞突起(图 4-14)和组织液。成牙本质细胞突起,是成牙本质细胞的胞质突伸入牙本质小管内,在其整个行程中分出细的小支伸入小管的分支内,并与邻近的突起分支相联系(图 4-15)。图 4-13 中管周牙本质,为围绕成牙本质细胞突起的间质,构成牙本质小管的管壁。管周牙本质矿化程度高,含胶原纤维极少。在光镜下观察牙本质小管横断磨片时,呈环形透明带。图 4-13 中管间牙本质,分布于牙本质小管之间,构成牙本质的主体。其矿化程度较管周牙本质低,含有较多胶原纤维,垂直围绕在小管周围,呈网状交织排列。

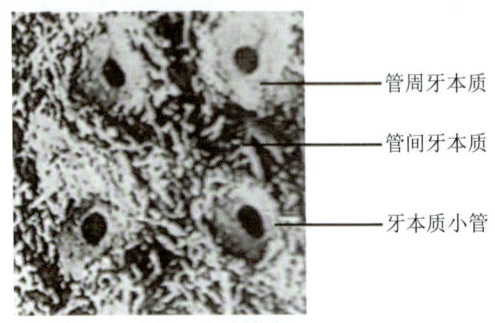

图 4-13　牙本质小管横断面(扫描电镜)

管周牙本质
管间牙本质
牙本质小管

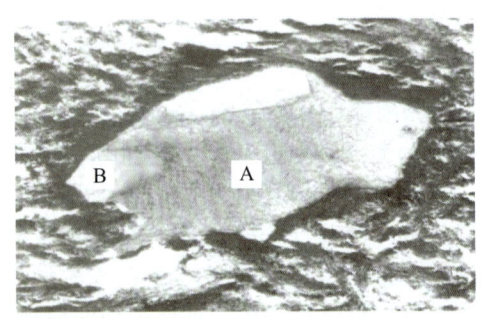

图 4-14　牙本质小管近髓腔端(投射电镜)
A.成牙本质细胞突起;B.成牙本质细胞突起间隙

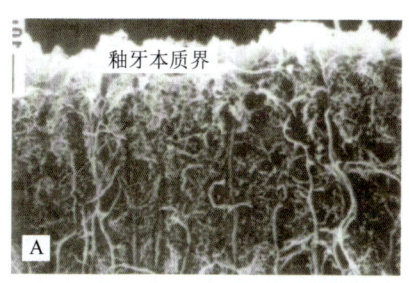
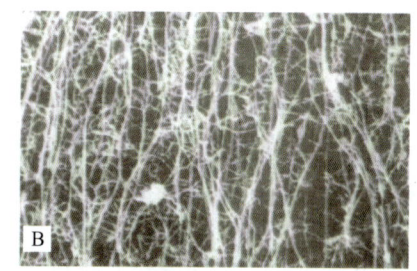

图 4-15 成牙本质细胞突起(扫描电镜)
A.近釉质牙本质界处的牙本质;B.近髓腔侧牙本质

【知识拓展】

牙齿敏感及其治疗

牙齿敏感是牙齿在受到外界刺激,如温度(冷、热)、化学物质(酸、甜)以及机械作用(摩擦或咬硬物)等所引起的酸痛症状,其特点为发作迅速、疼痛尖锐、时间短暂。对过敏的有效治疗是必须封闭牙本质小管,以减少或避免牙本质内的液体流动,常见的治疗有:

(1)激光治疗:用一定波长的激光治疗牙本质过敏,作用机理是该激光的热效应作用于牙本质小管,可在瞬间使暴露的小管热凝封闭,从而达到脱敏治愈的目的。

(2)氟化物治疗:氟离子能减小牙本质小管的直径,从而减少液压传导。有多种形式的氟化物可用来处理牙本质过敏症。酸化氟化钠液或2%中性氟化钠液能分别减少24.5%、17.9%的液压传导。

四、实验作业

(1)绘制牙纵断磨片低倍镜下图,标注牙本质、牙髓、牙骨质,并绘出牙本质小管及其走行方向特点。

(2)结合牙纵断磨片绘出继发性牙本质、修复性牙本质、死区等结构,画出细胞性牙骨质、无细胞牙骨质、牙骨质陷窝等结构。

(3)绘出牙髓组织高倍镜下图,标注前期牙本质、成牙本质细胞层、乏细胞层、多细胞层髓核、牙髓细胞等。

五、思考题

(1)牙本质的渗透性受哪些组织结构的影响?
(2)牙本质的敏感性与哪些组织结构有关?有何特点?
(3)牙髓神经分布特点及临床意义。

六、实践作业

1.实践项目

实践项目为石蜡包埋牙体组织切片的制作。

2.实践方案

(1)在医院口腔科收集新鲜的离体牙(老年人、中年人和儿童),进行消毒、包埋。

(2)切片室教师示教和讲解石蜡包埋牙切片制作过程,学生分组完成牙体切片常规的苏木精-伊红染色。

(3)镜下观察切片并分组讨论影响切片染色效果的因素有哪些。

(4)通过观察不同年龄阶段牙髓切片,比较其组织结构有何不同。

3.实践报告

学生进行总结并写出实践报告。

(李 娜)

项目五

牙周组织

【引言】

牙齿雪白口腔站,牙龈红润镶周边。
周膜纤维功稳固,牙槽骨质定安全。

牙周组织又称牙支持组织,包括牙龈、牙周膜、牙槽骨和牙骨质。它们包绕在牙体周围,将牙牢固地固定在牙槽骨上,承受咬合力,共同完成保护和支持牙体的功能。牙龈是围绕并附着于牙颈部及牙槽骨表面的口腔黏膜部分,属于咀嚼上皮,由上皮和固有层组成,无黏膜下层。牙周膜也称牙周韧带,是位于牙根和牙槽骨之间的致密的结缔组织,主要由纤维、基质和细胞构成。其中大量的主纤维束将牙齿固定在牙槽窝,并抵抗和调节牙齿所承受的各方面的咀嚼压力;基质由氨基葡聚糖、糖蛋白及水构成,充填在细胞、纤维、血管和神经之间,在咀嚼过程中起缓冲作用,同时也维持牙周膜的代谢,保持细胞的形态和分化。牙槽骨又称牙槽突,是上、下颌骨包围和支持牙根的骨组织,由骨细胞和矿化的基质构成,可分为固有牙槽骨、密质骨、松质骨。

一、实验目的

(1)掌握:牙龈的组织学特点;牙周膜的组织结构特点,包括主纤维束排列及走行特点;固有牙槽骨的形态;骨新生和骨吸收的形态特点。

(2)熟悉:牙龈固有层纤维束的排列及走行方向;龈谷的结构特点;牙周膜中各种细胞的分布及形态。

(3)了解:牙龈、牙周膜和牙槽骨生物学特征的临床意义。

(4)能熟练辨认牙周组织结构,理解结构特点与其固定牙齿和承受咬合力的功能的相关性。

(5)通过文献查找,提高分析问题和解决问题的能力,培养团队协作精神。

二、实验器材

(1)多媒体数码显微镜互动系统。

(2)图谱和组织切片(表5-1)。

表5-1 牙周组织图谱、组织切片

图谱	组织切片
牙周组织图谱	前牙唇舌向断面的牙体-牙周组织切片(HE) 磨牙近远中向断面的牙体-牙周组织切片(HE)

三、实验内容和方法

1.前牙唇舌向断面的牙体-牙周组织联合切片

(1)肉眼观察:牙体、牙龈、牙周膜及牙槽骨的位置关系,龈沟的位置;牙周膜的位置和厚度;牙槽骨的分布及轮廓,固有牙槽骨的位置和厚度,密质骨和松质骨的分布。

(2)显微镜观察。

1)牙龈:在切片中辨认出牙本质和釉质间隙,找到龈沟的位置,确定牙龈的表面上皮、龈沟上皮和结合上皮的位置;观察牙龈的表面上皮、龈沟上皮的结构(注意二者间的区别);观察结合上皮和牙龈固有层的形态结构。镜下可见牙龈上皮(图5-1)为复层鳞状上皮,有角化,多为不全角化,上皮钉突多而狭长,基底部偶见黑色素细胞。图5-1中龈沟上皮为牙龈上皮覆盖龈沟的部分,除无角化外,与牙龈上皮相似。将结合上皮放入视野中央,转高倍镜下可见龈沟上皮向下延续并附着于牙体的上皮部分,即为结合上皮,既无角化,也无上皮钉突,由数层扁平细胞构成,向根尖方向渐变薄(图5-2)。龈沟上皮及结合上皮下方固有层中有较多淋巴细胞、浆细胞浸润。固有层(图5-1 F)为致密的结缔组织,粗大的胶原纤维束有规律地交织排列而形成五组牙龈纤维束,龈牙组、牙槽龈组较易观察,无越隔组。

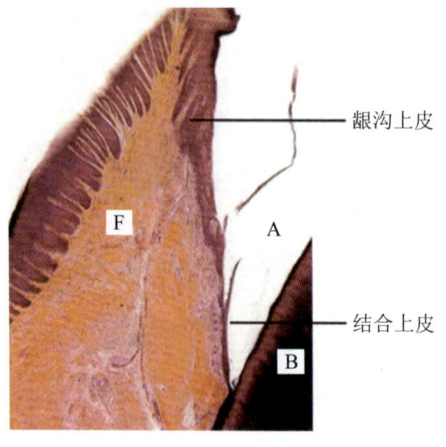

图5-1 牙龈上皮(低倍镜)
A.釉质间隙;B.牙本质;F.固有层

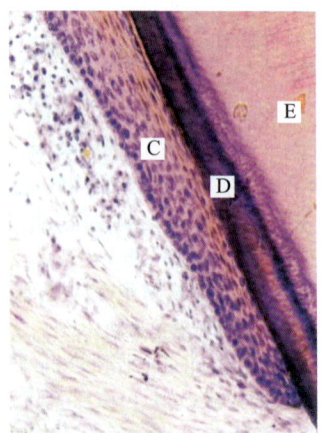

图5-2 结合上皮(高倍镜)
C.结合上皮;D.牙骨质;E.牙本质

2)牙周膜:低倍镜观察牙周膜主纤维束排列方向和分布,辨认牙周膜中以下主纤维束:牙槽嵴组、水平组、斜形组、根尖组。然后寻找主纤维束之间疏松的间质,观察血管、神经。高倍镜下辨认牙周膜中细胞成分,如成纤维细胞、成牙骨质细胞、牙周上皮剩余等。镜下可观察到牙周膜主纤维束(图5-3):①牙槽嵴组(图5-3 F)起于牙槽嵴顶,放射状向冠方止于牙颈部牙骨质。②水平组(图5-3 G)从牙骨质水平方向到牙槽骨。③斜行组(图5-3 H)从牙骨质斜向上方到牙槽骨。④根尖组从根尖区牙骨质呈放射状至根尖周围的牙槽骨。⑤根间组起于根分叉处的根间骨隔顶,止于根分叉区牙骨质。间隙纤维为主纤维束之间疏松的纤维组织,血管、神经穿行其间。高倍镜下可见牙周膜(图5-4)中细胞成分:①成纤维细胞梭形,细胞排列方向与纤维束长轴平行。②成骨细胞、成牙骨质细胞扁平,单层,分别位于牙槽骨、牙骨质表面。儿童磨牙颊舌向切片高倍镜下牙槽嵴和牙槽窝的底部见成骨细胞胞体较大、成层排列。在牙根周围可见成层的成牙骨质细胞。③破骨细胞,牙槽骨吸收(图5-5)时可见,位于骨吸收处的Howship陷窝内,为多核巨细胞。④上皮剩余,近牙颈部较易见,在邻近牙骨质的纤维间隙中,呈团块状或条索状,为立方或卵圆形,胞浆少,嗜碱性染色的小细胞聚集,与牙根表面平行。

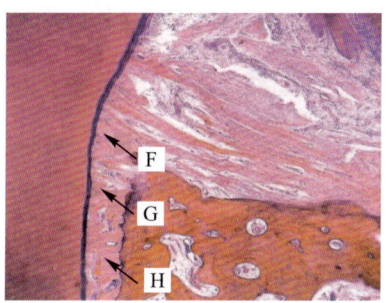

图5-3 牙周膜主纤维束唇舌向
F.牙槽嵴组;G.水平组;H.斜行组

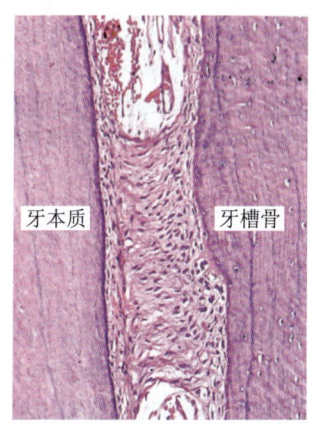

图5-4 牙周膜

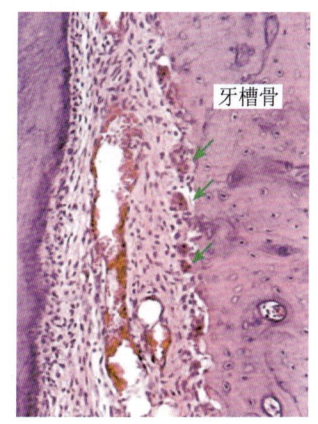

图5-5 牙槽骨吸收
绿色箭头示破骨细胞

3) 牙槽骨:低倍镜下辨认出固有牙槽骨、密质骨和松质骨。观察固有牙槽骨中的束状骨、层板骨及哈弗氏系统的结构；松质骨中骨小梁的方向，通过牙槽骨进入牙周膜的血管。高倍镜观察固有牙槽骨中的穿通纤维及束状骨的形态，是否有牙槽骨的新生和吸收，形态特点如何。

镜下可见靠近牙周膜的牙槽骨为固有牙槽骨，又称束骨，为密质骨，其表层为平行骨板，并含穿通纤维，深部为哈弗氏系统（外周有几层骨板同心圆排列，内有血管神经通过）。位于牙槽骨的外表部分为密质骨，又称皮质骨，表层为平行骨板，深部为哈弗氏系统；位于固有牙槽骨和皮质骨之间是松质骨，由骨小梁与骨髓腔组成，骨小梁的排列方向在两牙间呈水平状，在根尖周围呈放射状。骨髓腔内的成分多为黄骨髓即脂肪组织，局部可见少许红骨髓（较多造血干细胞）。

2. 磨牙近远中向断面的牙体-牙周组织联合切片

（1）肉眼观察：牙周膜的位置，牙槽骨的轮廓，密质骨和松质骨的分布，牙槽嵴与越隔纤维。

（2）显微镜观察：越隔纤维和牙周膜纤维的根间组，其他组纤维的观察要点同前牙唇舌向切片。

【知识拓展】

执牙之手，与牙偕老

牙周病是指发生在牙支持组织的疾病，包括牙龈病和牙周炎两大类。牙周疾病是常见的口腔疾病，是导致成年人牙齿丧失的主要原因之一，也是危害人类牙齿和全身健康的主要口腔疾病。

牙周病的早期症状不易引起重视，造成牙周组织长期慢性感染，炎症反复发作，不仅损害口腔咀嚼系统的功能，还会严重影响健康。人们每天进食，会有许多食物残渣附着在牙齿表面，即使我们每天认真刷牙，也会存在死角，残存的食物残渣逐渐形成菌斑、牙石等，进而引起牙龈炎甚至牙周炎，出现牙龈红肿、牙龈出血、牙龈退缩、牙齿松动甚至自行脱落。因此定期洗牙，对牙齿周围的菌斑及牙石等有害物质进行彻底清理，去除根源，杜绝牙周病的发生及发展，才能够与牙偕老。

四、实验作业

绘制牙周组织镜下结构综合示意图。画出龈沟、附着龈上皮、龈沟上皮、结合上皮；标出牙周膜纤维束中的牙槽嵴组、水平组、斜行组、根尖组；标出牙周膜中的各种细胞（成纤维细胞、成牙骨质细胞、成骨细胞、破骨细胞）和上皮剩余；标出固有牙槽骨（含束骨）、穿通纤维、哈弗氏系统、密质骨、松质骨、骨小梁。

五、思考题

（1）牙周膜有哪几组主纤维束？其功能如何？

(2)结合上皮的形态特点及其与牙结合的方式是什么?这种形态特点有何临床意义?

(3)牙槽骨的生物学特性及其临床意义。

(4)龈谷所在部位及其病理意义。

六、实践作业

1.实践项目

实践项目为认识健康牙周组织。

2.实践方案

(1)结合学到的知识并查阅相关文献资料,谈一谈牙周组织的组成以及它们与牙齿的关系。

(2)结合健康人群牙周组织外在形态,谈一谈正常情况下牙周组织的防御机制有哪些。

3.实践报告

学生进行总结并写出实践报告。

(李　娜)

项目六 口腔黏膜

【引言】

> 湿润光滑色粉红，连续柔软有弹性。
> 黏膜组织三种类，形态功能各不同。
> 特殊黏膜味蕾在，品尝人间百味情。

口腔黏膜是指衬覆在口腔表面的组织。它前与唇部皮肤相连，后与咽部黏膜相延续，是一层完整的屏障结构。口腔黏膜的基本结构包括上皮和固有层。根据所在部位和功能的不同，口腔黏膜分为三类，即咀嚼黏膜、被覆黏膜和特殊黏膜。咀嚼黏膜包括牙龈黏膜和硬腭黏膜，在咀嚼时承受压力与摩擦；被覆黏膜指除咀嚼黏膜和舌背黏膜以外的口腔黏膜，包括唇黏膜、颊黏膜、口底和舌腹黏膜、软腭黏膜，主要起衬覆作用；特殊黏膜指舌背黏膜，具有特殊的味蕾和乳头，与味觉和咀嚼有关。

一、实验目的

（1）掌握：口腔黏膜的一般组织学结构。
（2）熟悉：咀嚼黏膜、被覆黏膜和特殊黏膜的结构特征。
（3）了解：口腔黏膜的功能。
（4）能熟练辨认口腔黏膜的基本结构，辨认和描述咀嚼黏膜、被覆黏膜和特殊黏膜的结构特点；能解释口腔黏膜的功能。
（5）通过文献查找、对比、类比，培养学生的观察能力、积极主动的学习态度、严谨认真的科学态度。

二、实验器材

（1）多媒体数码显微镜互动系统。
（2）图谱和组织切片（表6-1）。

表 6-1　口腔黏膜图谱和组织切片

图谱	组织切片
硬腭黏膜图谱	硬腭黏膜切片(HE)
唇黏膜图谱	唇切片(HE)
舌背黏膜图谱	舌背黏膜切片(HE)

三、实验内容和方法

1.硬腭黏膜切片

(1)低倍镜观察:区分黏膜的上皮和固有层。观察上皮钉突和固有层乳头的结构特点,注意钉突和乳头的排列特点。在固有层观察纤维的粗细和排列。观察硬腭黏膜脂肪区和腺区的黏膜下层是否含有脂肪组织和腺体,观察牙龈区和中间区有无黏膜下层。

低倍镜下可见,表面为上皮,其内为固有层。上皮为角化上皮,从表面至深层依次可见角化层、颗粒层、棘层和基底层。上皮钉突多而长,固有层厚,乳头多而长,钉突与乳头呈指状镶嵌,固有层纤维粗大而致密。牙龈区和中间区无黏膜下层,而脂肪区和腺区有黏膜下层,黏膜下层含有脂肪组织和小唾液腺。

(2)高倍镜观察:区分上皮的角化层、颗粒层、棘层、基底层,并观察各层细胞的结构特点(图 6-1 A)。

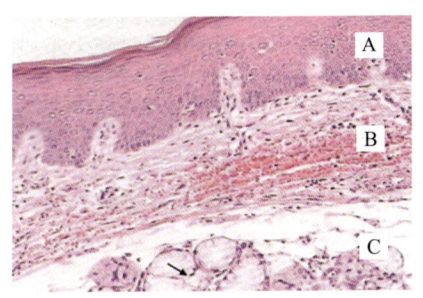

图 6-1　硬腭黏膜腺区
A.上皮;B.固有层;C.黏膜下层;箭头示腺体

高倍镜下可见,角化层位于表层,有数层紧密排列的扁平细胞,细胞界线不清,正角化。颗粒层为扁平状细胞构成,胞质内含有嗜碱性透明角质颗粒。棘层层次较多,细胞体积大,多边形,向表面趋向扁平,细胞核圆形,位于细胞中央,胞质伸出棘状突起,为细胞间桥。基底层为一层立方形或矮柱状细胞,细胞核圆,染色深。

2.唇切片

(1)低倍镜观察:注意区分唇黏膜、唇红黏膜和唇皮肤(图 6-2)。注意观察唇黏膜的上皮和固有层的结构特点、上皮的分层、黏膜下层的结构特点。注意观察唇红黏膜(图 6-3)的上皮和固有层有何结构特点。

1)唇黏膜:从表面至深层依次可见表层、中间层、棘层和基底层。上皮无角化,钉突较短,中间层较厚;固有层乳头较短,上皮与结缔组织交界相对平坦。固有层纤维较细。黏膜下层较厚,与固有层无明显界线,疏松,含小唾液腺和脂肪。

2)唇红黏膜:上皮薄,有角化,固有层乳头狭长,几乎延伸到上皮表面,乳头中有毛细血管袢;黏膜下层无小唾液腺和皮脂腺。

(2)高倍镜观察:注意观察唇黏膜、唇红黏膜上皮各层细胞的结构特点,固有层的结构特点,并把唇红黏膜和唇黏膜进行对比观察。

1)唇黏膜:表层无角化,有数层紧密排列的扁平细胞,有细胞核,胞质染色浅,细胞器少。中间层为表层和棘层的过渡层,棘层细胞体积大,多边形,细胞核圆形,位于细胞中央,胞质细胞间桥不明显。基底层为一层立方形或矮柱状细胞,细胞核圆,染色深。固有层有丰富的较细的纤维。

2)唇红黏膜:角化层位于最表层,有数层紧密排列的扁平细胞,不全角化。颗粒层不明显。棘层层次较多,细胞体积大,多边形,向表面趋向扁平,细胞核圆形,位于细胞中央。基底层为一层立方形或矮柱状细胞,细胞核圆,染色深。

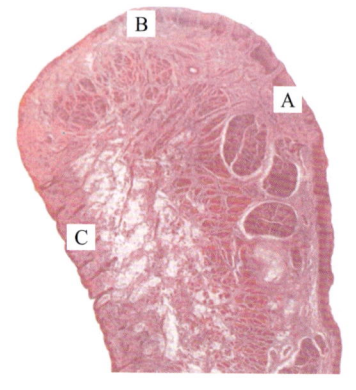

图 6-2 唇
A.唇黏膜;B.唇红黏膜;C.唇皮肤

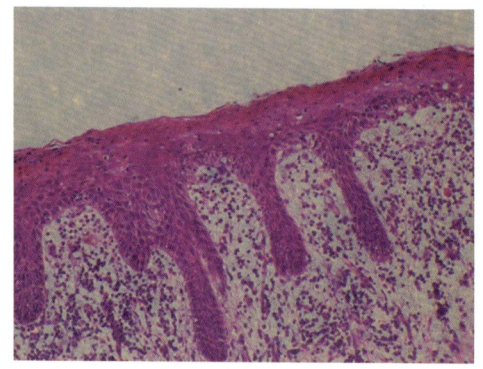

图 6-3 唇红黏膜

3.舌背黏膜切片

(1)低倍镜观察:注意观察舌背黏膜的上皮类型、固有层结构特点、有无黏膜下层、舌乳头的分布。

低倍镜下可见,舌背黏膜上皮为复层鳞状上皮,固有层内有舌肌纤维,无黏膜下层。舌尖部有丝状乳头,在舌尖、舌侧缘的丝状乳头之间有菌状乳头,轮廓乳头在界沟前方排成一列。舌侧缘后部的叶状乳头不明显。

(2)高倍镜观察:注意观察乳头的形态、结构特点,辨认不同的乳头,观察味蕾的分布。

1)丝状乳头:锥体形,尖端向舌根方向倾斜,末端有毛刷样突起。上皮有透明的角化层,角化层较厚;上皮内偶见味蕾分布(图 6-4)。

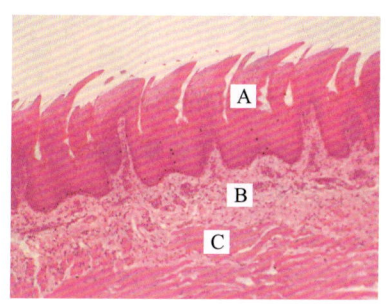

图 6-4　丝状乳头
A.上皮；B.固有层；C.舌肌

2）菌状乳头：呈蘑菇状，上皮较薄，无角化；固有层血管丰富；上皮内有少数味蕾（图 6-5）。

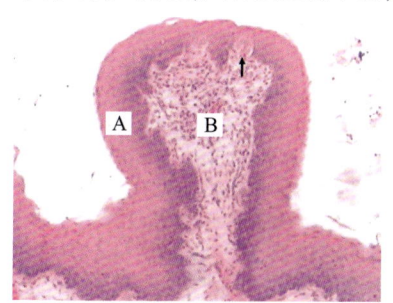

图 6-5　菌状乳头
A.上皮；B.固有层；箭头示味蕾

3）轮廓乳头：呈矮柱状，四周有轮廓沟环绕，沟外舌黏膜隆起，形成乳头的轮廓结构。乳头表面上皮有角化，侧壁上皮无角化，上皮内可见许多味蕾（图 6-6）。味蕾呈卵圆形小体，顶部有味孔，有明、暗两种梭形细胞，明细胞较粗，暗细胞较细（图 6-7）。

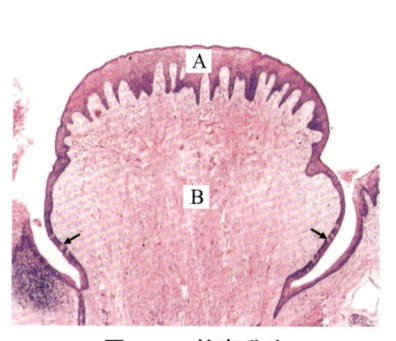

图 6-6　轮廓乳头
A.上皮；B.固有层
箭头示味蕾

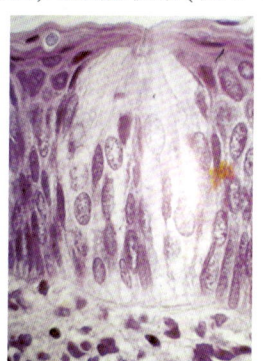

图 6-7　味蕾

【知识拓展】

味觉的形成

味觉作为哺乳动物感受外界环境中化学物质的基础,为生存、觅食、繁殖等活动提供了重要的保障。人体内感知味觉的系统称为味觉感受系统,味觉感受系统包括感受器、味觉传入神经和味觉中枢。感受器为味蕾,人类口腔中有2000~5000个味蕾,广泛分布在舌背、软腭、会厌、咽部和喉部等处的黏膜上皮内,是上皮分化形成的特殊器官。味蕾中的味觉细胞表达特定不同的味觉受体,可以监测和分辨不同食物中的离子和营养成分,这些化学信息通过味觉神经纤维向上投射,传入味觉中枢,就形成了味觉。基本的味觉有酸、甜、苦、咸四种,我们平常尝到各种味道,都是这四种味觉混合的结果。

四、实验作业

绘制硬腭黏膜高倍镜下图,标注上皮、固有层、黏膜下层、角化层、颗粒层、棘层、基底层等结构,并简要描述其结构特点。

五、思考题

(1)正常情况下,嘴唇是红色的,当贫血或缺氧时,嘴唇变得苍白或发绀,为什么?

(2)舌苔是中医术语,它是中医辨证施治的重要依据,它是怎么形成的呢?

六、实践作业

1.实践项目

实践项目为对比口腔黏膜与皮肤的组织学特点和功能。

2.实践方案

(1)组织学生分成小组,每个小组使用光学显微镜观察口腔黏膜和皮肤的组织切片,同时查阅相关文献,最后各小组整理出一份研究报告——"口腔黏膜与皮肤的组织学特点和功能的比较"。

(2)讨论口腔黏膜上皮结构蛋白有哪些,分析它们与口腔黏膜功能的关系。

(徐海瑛)

项目七 唾液腺

【引言】

人体三对大唾腺，腮腺、舌下、下颌下腺。
浆液黏液混合腺，腺泡上皮闰管连。
任劳任怨唾液泌，润物消化功劳显。

唾液腺属于外分泌腺，分泌物为唾液，经导管排入口腔。唾液腺有三对大唾液腺和许多小唾液腺。三对大唾液腺包括腮腺、下颌下腺和舌下腺。小唾液腺按其所在部位分别命名为唇腺、颊腺、腭腺、舌腺、磨牙后腺等。唾液腺由实质和间质组成，实质由分泌单位、肌上皮细胞和皮脂腺组成。分泌单位包括腺泡和导管系统。导管系统由闰管、分泌管（纹管）和排泄管组成，闰管和分泌管位于小叶内，排泄管位于小叶间。间质即是由纤维结缔组织组成的小叶间隔，其中含血管、淋巴管和神经。腮腺为浆液性腺体，下颌下腺、舌下腺为混合性腺体，前者以浆液性腺泡为主，后者以黏液性腺泡为主。

一、实验目的

（1）掌握：唾液腺的一般组织学结构。
（2）熟悉：三对大唾液腺的结构特征。
（3）了解：唾液腺的功能。
（4）能熟练辨认唾液腺的基本结构，辨认和描述腮腺、下颌下腺、舌下腺的结构特点；能简单解释唾液腺的功能。
（5）通过文献查找、相关知识类比，培养学生观察和分析问题的能力、积极主动的学习态度和严谨认真的科学观念。

二、实验器材

（1）多媒体数码显微镜互动系统。
（2）图谱和组织切片（表7-1）。

表 7-1　唾液腺图谱和组织切片

图谱	组织切片
腮腺图谱	腮腺切片(HE)
下颌下腺图谱	下颌下腺切片(HE)
舌下腺图谱	舌下腺切片(HE)

三、实验内容和方法

1.腮腺切片

(1)低倍镜观察:注意区分实质和间质,注意观察腺小叶的分布和轮廓,注意区分腺泡和各级导管(闰管、分泌管和排泄管)的分布。

低倍镜下可见,腮腺由实质和间质组成,实质是轮廓明显的腺小叶,腺小叶有浆液性腺泡和导管,结缔组织形成的小叶间隔将小叶分隔开来,间质内有淋巴组织,腺体内可见大量脂肪组织(图7-1)。腺小叶内有闰管和分泌管,小叶间有排泄管。

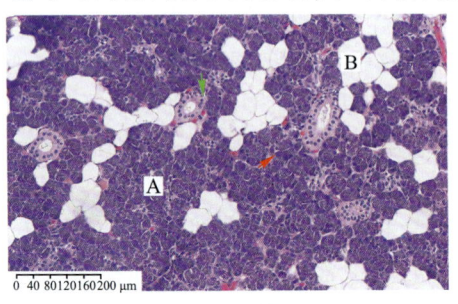

图 7-1　腮腺组织
A.浆液性腺泡;B.脂肪组织
红色箭头示分泌管(纹状管);绿色箭头示闰管

(2)高倍镜观察:注意观察腺泡的结构特点、类型,是浆液性腺泡还是黏液性腺泡,腺泡上皮细胞的结构特点;注意观察闰管、分泌管及小叶间排泄管的组织结构特点。

高倍镜下可见,腺泡为浆液性腺泡,球状,由单层浆液细胞组成,细胞呈锥体形,基底部较宽,顶端朝向腺腔,细胞核圆形,位于细胞基底部1/3处,胞质嗜碱性,内含酶原颗粒。闰管上皮细胞呈立方形,胞质较少,染色淡,核圆形,位于细胞中央。分泌管管壁为单层柱状细胞,核圆形,位于中央或基底部,胞质嗜酸性。排泄管较粗,管壁为复层柱状上皮。

2.下颌下腺切片

(1)低倍镜观察:注意观察腺小叶和间质的分布,注意区分腺泡和导管,初步判断腺泡是哪种类型的腺泡,观察腺泡和导管的分布。

低倍镜下可见,下颌下腺由实质和间质组成,实质是轮廓明显的腺小叶,腺小叶内有浆液性腺泡、黏液性腺泡和混合性腺泡,导管周围间质内有少量的淋巴组织和皮脂腺(图7-2)。闰管不易辨认,分泌管较长。

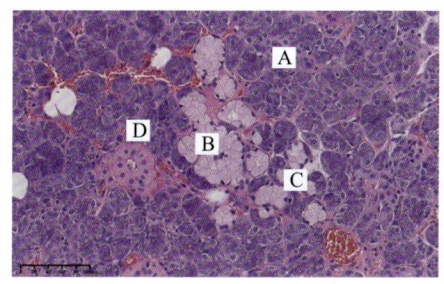

图 7-2　下颌下腺组织
A.浆液性腺泡;B.黏液性腺泡;C.混合性腺泡;D.分泌管

(2)高倍镜观察:观察腺泡上皮细胞的结构特点,区分腺泡属于哪一种类型,混合性腺泡半月板的位置,半月板的形态结构特点,注意观察和区分闰管和分泌管。

高倍镜下可见,腺泡以浆液性腺泡为主,有少数黏液性腺泡和混合性腺泡。浆液性腺泡由单层浆液细胞组成。黏液性腺泡由单层黏液细胞组成,黏液细胞呈锥体形,体积较大,基底部较宽,附于基膜上,顶端朝向腺腔。胞质弱嗜碱性,内含黏原颗粒。混合性腺泡包括黏液细胞和浆液细胞,黏液细胞较多,浆液细胞排列成新月状覆盖于腺泡盲端表面,为半月板。闰管上皮细胞为单层立方细胞,分泌管上皮细胞为单层柱状细胞。

3.舌下腺切片

(1)低倍镜观察:注意观察腺小叶和间质的分布,注意区分腺泡和导管,判断腺泡是哪种类型的腺泡,观察导管的分布。

低倍镜下可见,实质是轮廓明显的腺小叶,腺小叶内有黏液性腺泡和混合性腺泡(图7-3)。闰管及分泌管少见,排泄管多见。

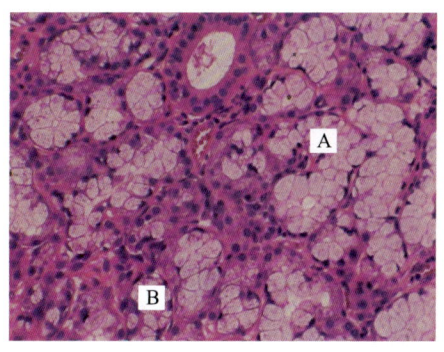

图 7-3　舌下腺组织
A.黏液性腺泡;B.混合性腺泡

(2)高倍镜观察:观察腺泡上皮细胞的结构特点,判断腺泡属于哪一种类型;观察混合性腺泡半月板的位置,半月板的形态结构特点;注意观察和区分闰管、分泌管和排泄管。

高倍镜下可见,腺泡以黏液性腺泡为主,有少量混合性腺泡。黏液性腺泡由单层黏液细胞组成,混合性腺泡包括黏液细胞和浆液细胞,浆液细胞形成半月板。闰管、分泌管发育不良,腺泡直接与小的排泄管相连,排泄管管壁细胞为假复层或复层柱状上皮。

【知识拓展】

唾液在临床诊断中的前景

唾液是人体三大体液(血液、尿液和唾液)之一,是由唾液腺分泌液、龈沟液和黏膜渗出液等构成的混合性液体,含有 DNA、RNA、蛋白质及代谢产物。生物标记物是人体正常或致病过程中的生物学指标,它的识别对于疾病的预防、诊断和预后具有重要作用。唾液被认为是口腔疾病或全身性疾病诊断的一种具有潜力的生物标记物液体,如龋齿、牙周炎、口腔癌症、糖尿病、心血管疾病等疾病。与血清相比,它具有无创、低成本、安全、易获取等优点,因含有特定的生物标记物,非常适合疾病的早期检测。目前,唾液及其在疾病诊断中的应用研究仍处于初级阶段。但是,随着先进的仪器和分析技术的发展,唾液生物标记物诊断将来定会应用到临床实践中。

四、实验作业

绘制下颌下腺高倍镜下图,标注浆液性腺泡、黏液性腺泡、混合性腺泡、半月板、闰管、分泌管、排泄管等结构,并简要描述其结构特点。

五、思考题

(1)唾液腺腺泡有哪几类?分泌物有什么不同?
(2)为什么唾液具有保护防御、抗菌抑菌的功能?

六、实践作业

1.实践项目

实践项目为对比腮腺、下颌下腺、舌下腺的组织学特点和功能。

2.实践方案

(1)组织学生分成小组,每个小组使用显微镜观察腮腺、下颌下腺、舌下腺切片,同时查阅相关文献,最后各小组整理出一份研究报告——"腮腺、下颌下腺、舌下腺的组织学结构差异"。

(2)分析唾液腺增龄与再生性变化及其组织学基础关系。

(徐海瑛 李 烨)

项目八

龋病

【引言】

> 风雨沧桑数十年,牙齿结构遭多变。
> 饱受酸甜苦和辣,屡遭细菌来侵犯。
> 发病因素四学说,龋病机制得彰显。
> 釉龋、本龋、骨质龋,四层病变记心间。

龋病是在以细菌为主的多种因素作用下,牙无机物脱矿、有机物分解,导致牙体硬组织发生慢性进行性破坏的常见病。平滑面龋光镜下呈三角形,顶部向着釉质牙本质界,基底部向着釉质表面;由深层向表层可分为四层改变,即透明层、暗层、病损体部和表层。窝沟龋呈三角形,但基底部向着釉质牙本质界,顶部向着窝沟壁,呈口小底大的潜行性龋损,窝沟龋进展快,程度严重。牙本质龋多由牙釉质龋进一步向深层发展所致,由深至表面共分为四层,即透明层、脱矿层、细菌侵入层和坏死崩解层。牙骨质龋多见于老人,多发生于牙龈萎缩,牙根暴露后,牙骨质表面菌斑沉积,继而龋病形成。

一、实验目的

(1)掌握:磨片下早期釉质龋的病理变化、牙本质龋(磨片及切片)的病理变化。
(2)熟悉:龋病的分类、釉质龋及牙本质龋的病变进展过程。
(3)了解:龋病的超微结构变化、龋病的牙髓反应及转归。
(4)能熟练辨认龋病组织结构,能做到早发现早治疗,并理解龋病的病理与临床的联系。
(5)观察龋病磨片、切片,使学生认识到龋病早期检测及治疗的意义,培养其临床诊治的能力。

二、实验器材

(1)多媒体数码显微镜互动系统。
(2)模型、磨片和病理组织切片(表8-1)。

表 8-1　龋病模型、磨片和病理组织切片

疾病	模型	磨片	病理组织切片
釉质龋	龋病学模型	早期平滑面龋纵磨片	
		早期窝沟龋纵磨片	
牙本质龋		牙本质龋磨片	磨牙𬌗面牙本质龋切片（HE）
牙骨质龋		牙骨质龋磨片	

三、实验内容和方法

（一）釉质龋

1.早期平滑面龋

（1）肉眼观察：龋的位置，外形，颜色变化。龋病发生于颊舌面近龈缘牙颈部（图 8-1 A），有的见于牙邻面接触点根方。病变呈白垩色、淡黄色或黄棕色，表层相对完好，无明显破坏。

（2）低倍镜观察：龋病的轮廓。龋损区呈倒锥体形，锥尖向着釉质牙本质界，底向着牙表面。

（3）高倍镜观察：典型病变的体部变化（纹理清楚），暗层、表层及透明层的变化。注意有的病变无透明层，有的病变分层不典型；病变中有色素沉着的特点。

镜下见病变由深层向表层可分为四层（图 8-1 B）：①透明层，与正常釉质相连，比较透明，釉柱的结构不清；②暗层，位于透明层表面，结构浑浊或模糊不清，呈黑色或暗黄色，釉柱、生长线及横纹均不清晰；③病损体部，是病变的主要部分，位于暗层表面，釉柱横纹和釉质生长线明显，釉柱间质变宽；④表层，位于最表面，相对完好，无明显破坏。

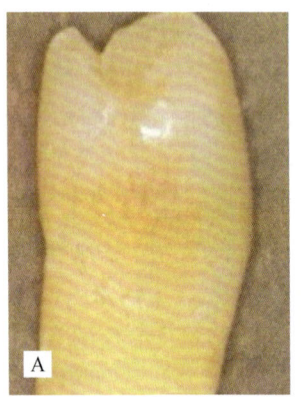 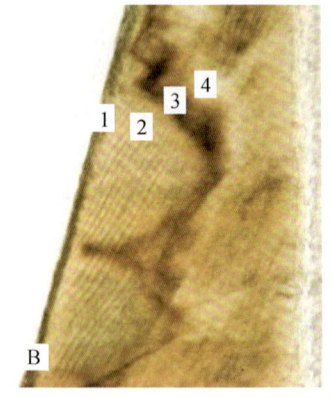

图 8-1　早期釉质龋
A.大体；B.镜下
1.表层；2.病损体部；3.暗层；4.透明层

2.早期窝沟龋
(1)肉眼观察:龋的位置、外形、颜色变化。注意牙本质有无改变。

窝沟龋周围的釉质和与窝沟相延续的釉板周围有色素沉着。病损呈环状围绕着窝沟壁进展,并沿釉柱长轴方向向深部延伸,超过窝沟底部时,侧壁病损相互融合,形成基底部向着釉质牙本质界,顶部向着窝沟壁的三角形病损(图8-2)。

(2)低倍镜观察:窝沟周围牙釉质的变化,注意有无典型早期釉质龋的分层变化;釉柱及釉柱横纹、生长线有无变化,是否有暗层、透明层,其外形与平滑面龋有何不同;窝沟底部及深部牙本质有无变化;龋与釉板的关系。

釉柱横纹和釉质生长线明显,釉柱间质变宽;釉质中的浑浊区呈无结构样。有的磨片见釉质透明层。窝沟龋下方的牙本质,有的有色素沉着,有的形成死区,有的见透明牙本质。相应的髓腔端有修复性牙本质形成。

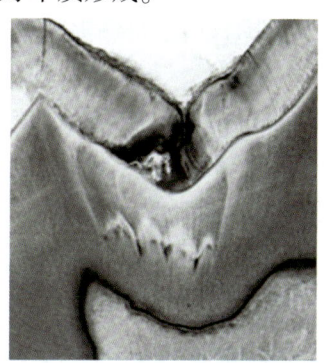

图8-2 窝沟龋

(3)高倍镜观察:同平滑面龋。

(二) 牙本质龋

1.牙本质龋(磨片)
(1)肉眼观察:龋洞的形态,龋洞周围牙体组织的颜色改变。龋洞呈锥体形,锥底位于釉质牙本质界,锥尖向着髓腔,颜色呈淡黄色或黄色。

(2)低倍镜观察:龋洞处牙本质的颜色改变,裂隙形成。观察深部有无透明牙本质形成,髓腔有无修复性牙本质形成。

磨片中可观察到以下四层(图8-3):①透明层:牙本质龋最深层,比较透亮的一层,位于深部脂肪变性层表面。变性的牙本质小管内有矿物盐沉积,管腔被封闭,其折光率与周围基质相似,在透射光显微镜下呈透明状,故又称透明层。其在大多数磨片中都比较窄,一般无色素沉着。②脱矿层:位于透明层表面,牙本质小管形态比较完整,基本无细菌侵入。部分牙本质小管内成牙本质细胞突起变性,充满空气,镜下呈暗黑色不透光区,称为死区。③细菌侵入层:牙本质小管内充满细菌,局部扩张,弯曲或呈串珠状。注意有无坏死灶和裂隙存在。④坏死崩解层:为病变最外层,在制片过程中几乎全部脱落或残留少量无结构的腐败组织。

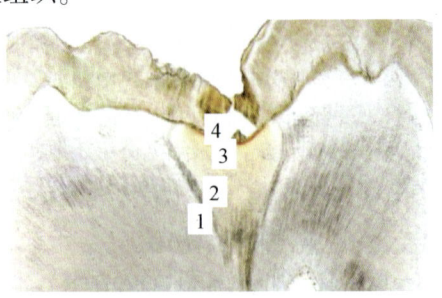

图 8-3　牙本质龋

1.透明层；2.脱矿层；3.细菌侵入层；4.坏死崩解层

2.磨牙沿面牙本质龋(切片)

(1)肉眼观察：形态上为累及范围较广的锥体形病变，锥底位于釉质牙本质界，锥尖向着髓腔。

(2)显微镜观察。

1)低倍镜观察：龋洞的外形，细菌侵入层的病理变化，如牙本质小管扩张、串珠样结构、坏死灶的形态、裂隙的方向。

镜下见牙本质龋由浅到深分为四层(图8-4)：

①坏死崩解层：牙本质龋最表层，此层几乎无正常牙本质结构保留，牙本质完全崩解破坏，只是一些残留坏死崩解组织和细菌等。

②细菌侵入层：牙本质小管内充满细菌呈蓝色，牙本质小管扩张、弯曲形成串珠状(图8-5)或裂隙状坏死灶(图8-6)。病变严重区域扩张的小管可融合在一起形成大小不等的坏死灶，有的坏死灶呈卵圆形与牙本质平行，称纵裂；有的坏死灶沿小管侧支扩展，与牙本质小管垂直，称横裂。

③脱矿层：牙本质小管结构完整，管内无细菌存在，脱钙严重时小管结构不清。

④透明层：均质透明状，小管结构不明显。部分区域牙本质小管内成牙本质细胞突起，在细菌酶的作用下，细胞膜等有机成分发生脂肪变性，制片过程中脂肪溶解而成空泡状，光镜下呈云雾状，此区域曾被称为脂肪变性层，在脂肪变性的基础上，也可发生矿物盐晶体的沉着，形成透明层。

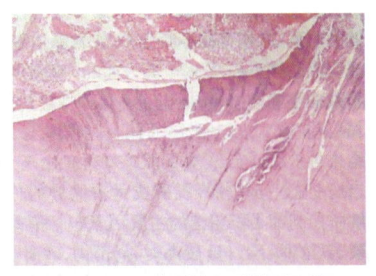

图 8-4　牙本质龋(脱钙切片)

2) 高倍镜观察:观察扩张牙本质小管中的细菌;牙髓有无变化,有无修复性牙本质的形成,其位置与龋病的关系。有些切片在龋洞相对应的髓腔面可见一层修复性牙本质,镜下牙本质小管数目减少,小管排列紊乱,可见骨样牙本质形成。

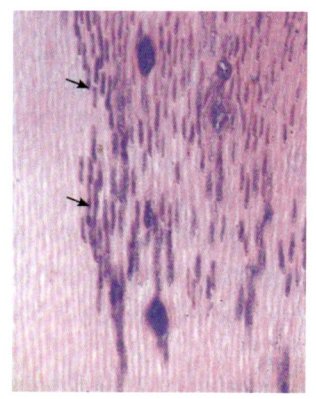
图 8-5　牙本质小管呈串珠状(箭头所示)

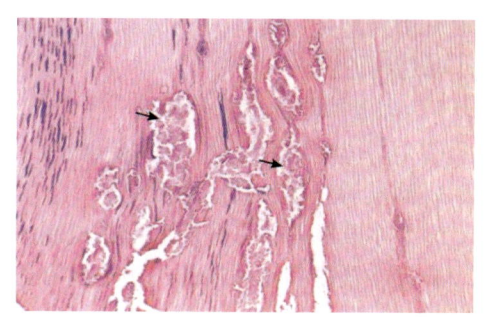
图 8-6　牙本质龋中的坏死灶(箭头所示)

(三) 牙骨质龋

镜下见病变沿穿通纤维向深层进展,并沿牙骨质生长线及层板状结构上、下扩展,造成牙骨质无机物脱矿、有机物分解,进而剥脱、缺损,形成龋洞。

【知识拓展】

牙齿涂氟可以预防龋病

牙齿涂氟是目前口腔科常用的一种预防龋病的有效手段。涂氟是口腔专业人士或医务人员采用特殊方法将氟化物直接作用于牙齿表面,达到预防龋病的效果。

涂氟的作用有以下三个方面:首先是抑制有害细菌,氟可以直接抑制口腔中细菌生长所需要的能量代谢,抑制细菌向牙面黏附,抑制细菌代谢过程中多种酶的活动,使细菌生长、代谢紊乱或停止;其次是增强牙齿抵抗力,氟和牙齿釉面结构中的羟基磷灰石能进行结合,降低釉质表面的溶解力度,增强对酸的抵抗力;最后是减少过敏,牙齿对冷、热、酸等食物过敏,涂氟后,可防止牙本质过敏。

没有能力用常规方式维护好口腔卫生,或者是口腔内的一些特殊情况导致易患龋齿的人群是临床上涂氟防龋的主要对象。比如儿童的恒牙刚萌出时,牙齿窝沟较深,加之生活自理能力较差,不能很好地自主清洁,因此涂氟是一种儿童防龋的常规操作。

四、实验作业

绘制早期釉质龋和牙本质龋磨片高倍镜下图。绘出各层的病理变化。

五、病例讨论

患者,女,26岁。

主诉:下颌后牙牙面黑色2月余,吃冷热食物有一过性敏感。

查体:患者下颌右侧第一磨牙中央窝颜色变黑,探诊时可卡探针。高速涡轮手机制备时见中央窝有一龋洞,达牙本质浅层,未累及深部牙本质。

问题讨论:

(1)患者可能的诊断是什么?

(2)请用本项目所学知识简要解释:

1)龋发展过程及其病理变化。

2)牙本质龋的镜下分层和形成机制,其中透明层形成有何作用。

3)牙本质龋和釉质龋的进展速度有何不同?为什么?

六、实践作业

1.实践项目

实践项目为深入小学生群体调查龋病情况。

2.实践方案

(1)带教老师和学生为参考检查者,小学6~12岁学生为被检查者。以龋齿诊断标准为依据,调查小学生患龋齿情况。

(2)组织班会,分组讨论龋病的病因,写出目前龋病诊治的关键是什么。

(3)通过调查做出龋病情况汇报,以"预防龋病"或"保护六龄牙的重要性"为主题,设计宣教海报,并利用周末或假期进行学校或社区宣教活动。

3.实践报告

学生进行总结并写出实践报告。

(李 娜 陈壬寅)

项目九 牙髓病、根尖周病

【引言】

> 牙髓病变炎疾患,急性慢性常显见。
> 髓腔肿胀痛难忍,诊治必须当立断。

牙髓病是指发生于牙髓组织的一类疾病,包括各型牙髓炎、牙髓变性、牙髓坏死、牙体吸收,其中最常见的是牙髓炎。牙髓充血是牙髓炎的早期表现;急性牙髓炎表现为浆液性和化脓性炎症。慢性牙髓炎分为慢性闭锁性牙髓炎、慢性溃疡性牙髓炎和慢性增生性牙髓炎。根尖周炎指发生在牙根根尖周组织的炎症性疾病。急性根尖周炎分为急性浆液性根尖周炎和急性化脓性根尖周炎,脓液常通过骨膜-黏膜(或皮肤)、龋洞、深的牙周袋排出。慢性根尖周炎分为根尖周肉芽肿、慢性根尖周脓肿和根尖周囊肿。

一、实验目的

(1)掌握:各型牙髓炎和根尖周炎的病理变化。
(2)熟悉:常见牙髓变性的病理变化;牙髓病及根尖周病的发展过程。
(3)了解:牙髓病及根尖周病的病理变化与临床表现的联系。
(4)能熟练辨认牙髓炎和根尖周疾病病理变化,认识由龋病引起的牙髓炎和根尖周炎的发展变化过程,理解疾病发生的动态变化及各种疾病之间的内在联系。
(5)通过对牙髓病理认识,理解牙髓炎时穿髓和开髓治疗的关键和临床意义。

二、实验器材

(1)多媒体数码显微镜互动系统。
(2)图谱和病理组织切片(表9-1)。

表 9-1　牙髓病、根尖周病图谱和病理组织切片

疾病	图谱	病理组织切片
急性牙髓炎	牙髓炎病理图谱	急性浆液性牙髓炎切片（HE）
		急性化脓性牙髓炎切片（HE）
慢性牙髓炎		慢性溃疡性牙髓炎切片（HE）
		慢性增生性牙髓炎上皮型切片（HE）
牙髓变性和钙化		牙髓的空泡性变和钙化切片（HE）
根尖周炎		慢性根尖周脓肿切片（HE）
		根尖周肉芽肿切片（HE）
		根尖周囊肿切片（HE）

三、实验内容和方法

（一）急性牙髓炎

1. 急性浆液性牙髓炎

（1）低倍镜观察：辨认牙本质龋位置，龋洞是否已与牙髓相通，龋洞底部或穿髓孔附近有无修复性牙本质；牙髓中有无炎症细胞浸润，是局部性的还是全部牙髓，有否血管扩张、充血。

（2）高倍镜观察：观察牙本质龋中牙本质小管扩张、裂隙等；牙髓组织炎症的部位及性质，炎细胞的种类及形态；邻近炎症区的成牙本质细胞是否改变；炎症区的血管及牙髓细胞的改变；根髓有无变化。

低倍镜下可见牙本质龋，龋洞与牙髓不相通。牙本质龋最表层的腐败崩解层，细菌侵入层中牙本质小管扩张，扩张的小管呈串珠状排列，也可见小管垂直的裂隙。龋损下方髓角处，该处血管扩张充血，浆液渗出，组织水肿（图9-1）；炎症区域成牙本质细胞层消失，渗出液积聚于牙髓纤维间；有少量中性粒细胞和淋巴细胞、浆细胞浸润。

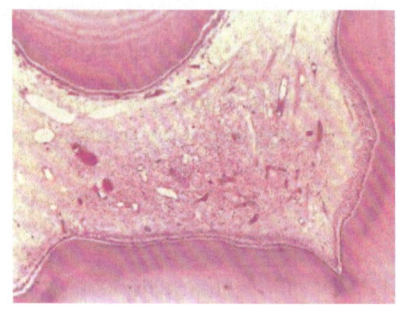

图 9-1　急性浆液性牙髓炎

2. 急性化脓性牙髓炎

观察内容基本同急性浆液性牙髓炎，不同的是牙髓中出现化脓灶。注意观察该部位有大量中性粒细胞，有时因切片制作时脓液流出而形成空腔。

可见牙本质龋,其龋损下方一侧髓角,镜下有大量中性粒细胞和少量浆细胞浸润,血管、淋巴管扩张,有微小化脓灶形成(图9-2)。脓灶中央为脓腔,腔内有浓液,部分在制片过程中流失,周围为脓肿壁,脓肿冠方及附近成牙本质细胞消失,其余牙髓基本正常。

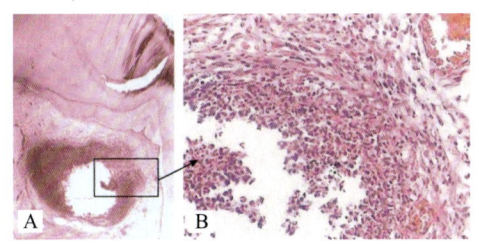

图9-2 急性化脓性牙髓炎
A.低倍镜;B.高倍镜

(二)慢性牙髓炎

1.慢性溃疡性牙髓炎

(1)低倍镜观察:辨认牙本质龋位置并观察是否已穿髓。注意穿髓孔处有无修复性牙本质,龋洞周围有无牙本质龋的改变;牙髓组织发生了哪些改变,注意观察暴露于穿髓孔处的表面牙髓的形态及深部牙髓组织的病理变化,炎症细胞浸润情况;根髓有无改变。

(2)高倍镜观察:牙髓组织中有无成纤维细胞及毛细血管的增生;炎症细胞的种类及分布特点;穿髓孔附近有无成牙本质细胞的变化,修复性牙本质的形成;根髓有无变性改变。

肉眼观牙本质龋已穿髓。低倍镜下可见穿髓处髓室顶仍有少量龋坏牙本质,髓室内牙髓组织中见肉芽组织(有成纤维细胞核毛细血管的增生)和新生的胶原纤维,其中有较多的慢性炎症细胞浸润。根管内牙髓血管扩张充血,其中有散在的淋巴细胞、浆细胞、巨噬细胞浸润,并伴有钙化(图9-3)。

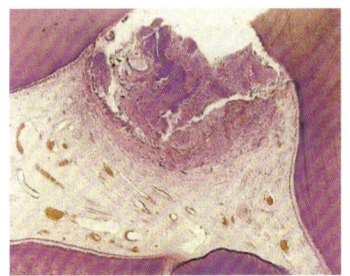

图9-3 慢性溃疡性牙髓炎(低倍镜)

2.慢性增生性牙髓炎上皮型

(1)低倍镜观察:龋洞的大小;牙髓是否已经暴露,暴露牙髓与龋洞的关系。

(2)高倍镜观察:增生牙髓中有无慢性炎症细胞浸润及细胞的种类;有无增生、扩张的毛细血管;增生的牙髓表面有无上皮覆盖;髓室底及根髓有无病理性改变;根尖部有无改变。

肉眼观察到牙髓腔暴露,牙髓息肉形成。低倍镜可见龋洞及髓腔里充满增生的牙髓

（图9-4）。高倍镜下牙髓腔暴露，息肉中有肉芽组织，由大量的成纤维细胞和胶原纤维构成，其中散在淋巴细胞、浆细胞浸润，表面有复层鳞状上皮覆盖。

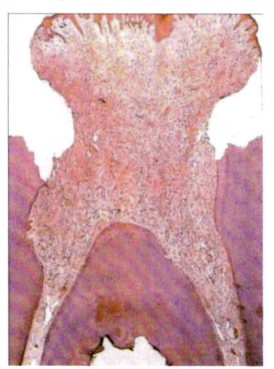

图9-4 慢性增生性牙髓炎（低倍镜）

（三）牙髓变性和钙化

1.牙髓的空泡变性

高倍镜观察成牙本质细胞层及牙髓其他组织中有无空泡形成；高倍镜下可见成牙本质细胞体积变小，细胞间水泡将成牙本质细胞挤压成堆，状似稻草束（图9-5）。

2.牙髓钙化

高倍镜观察冠髓及根髓中有无钙变，钙化物的形态特点如何；高倍镜下可见冠髓髓室内有大小不等圆形或卵圆形的钙化团块，称为髓石（图9-6），多呈同心圆状排列。某些切片见根髓内有弥漫性的钙质小体（图9-7），似沙砾状的钙盐颗粒，有的相互融合成不规则的钙化团块，沿神经或纤维分布，变性的神经尚可辨认，血管扩张充血。

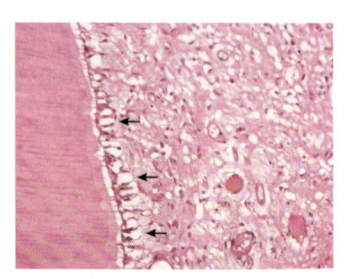 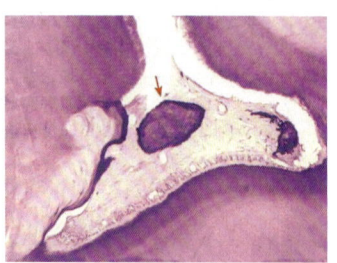 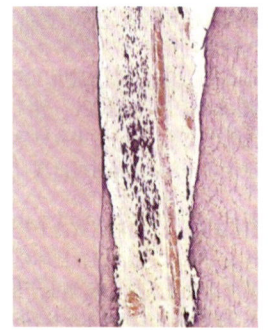

图9-5 成牙本质细胞层空泡变性　　图9-6 髓石　　图9-7 弥漫性钙化

（四）根尖周炎

1.慢性根尖周脓肿

（1）低倍镜观察：有无龋病，牙体组织丧失情况，是否有残冠或残根；根尖周围有无炎细胞浸润;有无瘘管形成及瘘管的开口位置;根尖处牙周膜的厚度有无变化;有无牙槽骨吸收。如标本为上颌磨牙,注意上颌窦与根尖周病变的关系。

(2)高倍镜观察:根尖周围慢性脓肿的位置、形态结构、炎症细胞的种类;脓液排出途径即瘘管的走行及开口,开口处或瘘管内有无上皮覆盖;脓肿周围有无纤维组织增生和包绕;牙周膜中炎症细胞浸润及牙槽骨有无吸收或新生。

镜下可见牙体组织缺失,残根管内牙髓组织坏死。病变根尖部有一团软组织与之相连,其周围为环形排列的纤维组织,中央为脓腔,腔内有大量中性粒细胞及出血,腔壁为肉芽组织,无瘘管形成,属于根尖周脓肿(图9-8)。

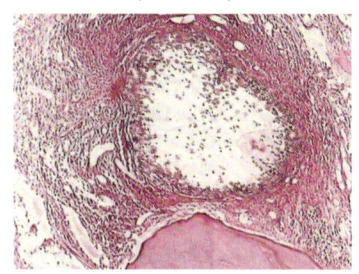

图9-8 慢性根尖周脓肿

2.根尖周肉芽肿

镜下观察根尖附近的肉芽肿的形态特点:肉芽肿中有无上皮增生;成纤维细胞增生程度;炎症细胞浸润的种类与分布;血管扩张及增生肉芽肿周围纤维包绕情况;牙周膜与牙槽骨的病理改变。

镜下见残根管内牙髓坏死,根尖部有一团软组织,其周围为环形排列的纤维组织,中央为炎性肉芽组织(图9-9)。炎性肉芽组织主要由新生的毛细血管、成纤维细胞及各种炎症细胞构成,中性粒细胞、淋巴细胞、浆细胞和巨噬细胞散在浸润,根尖周肉芽肿内可见网状增生的上皮(图9-10),呈上皮团或条索状相互交织。

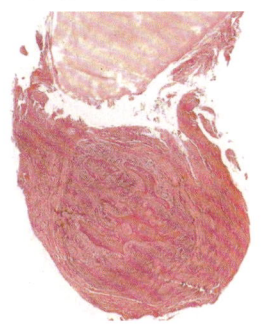

图9-9 根尖周肉芽肿

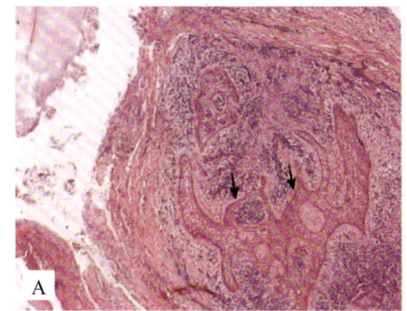

图9-10 根尖周肉芽肿内网状增生的上皮(箭头所示)
A.低倍镜;B.高倍镜

3.根尖周囊肿

(1)低倍镜观察:牙体组织的情况;根尖周围的牙周膜和牙槽骨的病理改变;囊肿的

位置及构成特点,有否内容物。

(2)高倍镜观察:注意囊肿壁的构成、纤维性囊壁的厚度,有否炎症细胞浸润,有否胆固醇结晶形成;囊腔内容物的特点,有无细胞及细胞种类如何。囊肿内衬上皮的类型,有否增生,有否透明小体形成,上皮的延续性如何。

镜下根尖周囊肿由囊壁、衬里上皮和囊内容物组成;囊腔内含变性坏死物,可见含铁血黄素和胆固醇晶体沉积,胆固醇晶体在制片过程中被有机溶剂溶解而留下裂隙,裂隙周围常伴有多核巨细胞反应。囊壁外层为环形排列的纤维组织,浸润细胞主要有淋巴细胞、浆细胞,也混杂有中性粒细胞浸润以及泡沫状吞噬细胞。囊壁内衬无角化的复层鳞状上皮,厚薄不均,上皮有明显水肿,以中性粒细胞浸润为主。上皮钉突因炎症刺激发生不规则增生、伸长,相互融合,呈网状。由于炎细胞破坏,大部分上皮已坏死脱落。

【知识拓展】

开髓引流术

当病人因牙髓炎一夜未眠、疼痛难耐时,医生会告诉病人开髓引流是缓解急性牙髓炎疼痛最有效的方法。

开髓引流术主要用于急性牙髓炎。由于牙髓中组织水肿,有很多炎性渗出物,使得组织体积明显增大,受到周围牙齿硬组织的压迫会引起剧烈的疼痛,这时如果用牙钻进行开髓引流,也就是扩大原来龋洞当中的穿髓孔,或者直接在咬合面上钻开整个牙齿直到髓腔,建立了通畅的引流以后可以把渗出物通过穿刺孔引流到口腔当中,渗出得到有效的控制,疼痛会明显缓解。开髓引流是缓解急性牙髓炎疼痛最有效的办法,炎性渗出物引流干净以后再揭去髓顶,可以直接在局麻下拔除神经,也可以外用杀神经的药物,待神经被杀死以后拔除神经,再进行根管治疗。

四、实验作业

绘制慢性化脓性根尖周炎或根尖周肉芽肿低倍镜下图,并标出根尖周肉芽肿各部分的结构。画出慢性化脓性根尖周炎脓肿并标出脓肿各部分的结构及邻近牙周组织的变化、窦道或瘘管。

五、病例讨论

患者,男,43岁。
主诉:自述后牙咬合无力,偶有疼痛。
查体:X线片示左下颌第二磨牙根尖有边界清楚的透射区。
组织病理学:可见边界清楚的炎性团块,内有新生的毛细血管、成纤维细胞及各种炎细胞。

问题讨论：

（1）患者可能的诊断是什么？

（2）请用本项目所学知识简要解释其病理发展过程和临床表现。

六、实践作业

1. 社区宣讲项目

宣讲项目为"根管治疗，知多少"。

2. 实践方案

（1）请查阅根管治疗术相关文献资料，谈一谈什么是根管治疗。

（2）带领学生在医院口腔科观摩学习根管治疗术，查找文献，组织班会，分组讨论根管治疗术适应证、根管治疗的基本步骤及根管治疗并发症。

（3）深入社区宣教"根管治疗，知多少"。

（李　娜）

项目十

牙周组织病

【引言】

> 牙龈炎、牙周炎,牙周韧带受牵连。
> 炎症细胞常浸润,龈沟上皮可糜烂。
> 结合上皮增殖延,龈膜槽骨*遭多变。
>
> ★"龈膜槽骨"指的是牙龈、牙周膜、牙槽骨

牙周组织病是指发生在牙支持组织的疾病,又称为牙周病。广义的牙周病包括牙龈病和牙周炎,狭义的牙周病特指牙周炎。牙龈病是指仅局限于牙龈组织的一组疾病,不侵犯深部牙周组织,可分为牙菌斑性牙龈病和非菌斑性牙龈病两类。牙周炎是口腔领域两大多发病之一,是由菌斑微生物引发牙周组织感染的炎症性疾病。病变往往从牙龈开始,逐渐向深部发展,破坏牙周膜及牙槽骨,最终导致牙齿松动、脱落。牙周组织病还包括某些其他牙龈疾病和发生在牙周组织的其他病理变化,如牙周变性、牙周创伤和牙周萎缩等。

一、实验目的

(1)掌握:慢性牙周炎的病理变化(牙周袋形成、牙槽骨吸收、牙周组织的退行性变),创伤性殆引起的牙周组织的病理变化,牙周组织的修复现象。

(2)熟悉:边缘性牙龈炎、增生性牙龈炎的病理变化。

(3)了解:牙周组织病的病理与临床联系。

(4)能熟练辨认健康和病理状态的牙周组织,理解口腔卫生与牙周疾病的关系,掌握口腔卫生宣教的方法。

(5)通过社区实践活动,锻炼动手操作能力,培养团队协作精神。

二、实验器材

(1)多媒体数码显微镜互动系统。

(2)图谱和病理组织切片(表10-1)。

表 10-1　牙周组织病图谱和病理组织切片

疾病	图谱	病理组织切片
牙龈炎		边缘性牙龈炎切片(HE)
		慢性增生性牙龈炎切片(HE)
牙周炎	牙周病组织学图谱	慢性牙周炎切片(HE)

三、实验内容和方法

(一) 牙龈炎

1.边缘性牙龈炎

(1) 低倍镜观察：唇(颊)侧及舌侧牙龈炎症的部位及范围；龈沟上皮和结合上皮增生情况；结缔组织固有层炎症浸润情况。

(2) 高倍镜观察：龈沟上皮增生程度，表面上皮是否完整，上皮钉突是否增生，是否出现网状增生，上皮内及网孔内有无炎症细胞浸润，炎症细胞的种类；结合上皮在牙齿组织上附着的位置，有无钉突增生，上皮内有无炎症细胞浸润；固有层结缔组织的变化，有无炎症细胞浸润及细胞种类，浸润的深度，牙龈中的胶原纤维束有无变化；牙槽嵴顶有无变化。

低倍镜下观察到牙面龈上及龈下菌斑附着，牙龈龈缘糜烂，病变局限在游离龈、龈乳头及龈沟底附近(图10-1)。高倍镜下见牙龈乳头内有炎性细胞浸润，上皮增生。牙龈龈沟上皮及结合上皮增生；增生上皮网眼中及其下方结缔组织中有中性粒细胞、淋巴细胞浸润，炎细胞浸润区域的胶原纤维多变性或丧失；牙槽骨及牙周膜尚未被侵及。

2.慢性增生性牙龈炎

(1) 低倍镜观察：区分牙龈表面上皮和龈沟上皮；表面上皮有无点彩，上皮有无增生；龈沟上皮形态变化；固有层的病理变化。

(2) 高倍镜观察：牙龈表面上皮和龈沟上皮的增生情况，上皮细胞有无核分裂，上皮内炎症细胞浸润情况；结缔组织固有层炎症细胞浸润及细胞种类，结缔组织有无水肿，胶原纤维有无变化。

图 10-1　边缘性牙龈炎

低倍镜下见黏膜表面盖有角化不全复层鳞状上皮，棘细胞层细胞增生，钉突延长(图10-2)。固有层乳头层及网状层血管增多，内皮细胞肿胀，血管周围有少许淋巴细胞浸润，胶原纤维增多、变致密，乳头层胶原纤维粗大，几乎与网状层相同。

(二) 牙周炎

慢性牙周炎(牙体牙周组织联合切片)：

(1) 低倍镜观察：有无牙石及牙石所在部位、范围；牙周袋的深浅；结合上皮的改变；

牙周袋周围炎症的范围;牙槽嵴的吸收情况。

(2)高倍镜观察:牙周袋内衬上皮的破坏和增生,钉突延长相互交织成网状,上皮内炎细胞浸润及种类;结合上皮的附着部位,有无增生,是否出现钉突;上皮深部结缔组织内炎细胞浸润情况,胶原纤维的变化,炎细胞浸润范围及炎细胞的种类、分布;牙槽嵴有无吸收(有无吸收陷窝及破骨细胞);牙周膜厚度有无变化,主纤维束有无破坏。注意炎症区周围有无修复现象,牙周膜中有无变性如出血、钙化等。

低倍镜下牙颈部牙骨质表面附着紫色无结构的牙石,部分牙石表面尚可见炎性渗出物,可见牙周袋、牙槽嵴顶吸收(图 10-3)。高倍镜下见牙龈表面上皮呈网状增生,固有层乳头较浅,血管扩张充血,慢性炎症细胞浸润;牙周袋袋壁上皮网状增生,固有层乳头较浅,血管扩张充血,慢性炎症细胞浸润;结合上皮向根方增殖,并出现上皮钉突;牙槽嵴顶有吸收,表面有慢性炎症细胞浸润;在磨牙根分叉,牙周膜中见有大量慢性炎症细胞浸润,伴脓肿形成,根面牙骨质及牙槽骨吸收,在吸收处有破骨细胞。

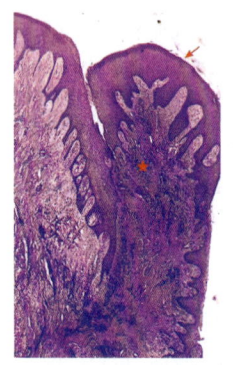 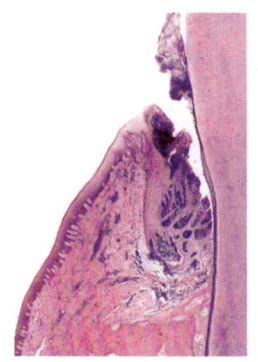

图 10-2　增生性牙龈炎　　　　图 10-3　牙周炎

箭头示增生的上皮;星号示炎细胞浸润

【知识拓展】

牙刷的发明

牙刷已经成为现代生活的必需品,它在人们的生活中起着不可小觑的作用。那么牙刷究竟是怎么发明而来的呢?

中国现今出土最早的牙刷为秦代青铜牙刷。从古书记载来看,中国到了南宋,城里已经有专门制作、销售牙刷的店铺。那时的牙刷是用骨、角、竹、木等材料,在头部钻毛孔数行,上植马尾。而在欧洲,牙刷是由英国皮匠威廉·艾利斯于1780年在伦敦监狱中用一根肉骨头和一些猪鬃为原材料而发明的。他把骨头磨成一根细棒,在上面钻了些小孔,然后将猪鬃一束束地插进小孔,并将它们修剪整齐。就这样欧洲的第一把牙刷在监狱里诞生了。离开监狱后,艾利斯用猪鬃和牛骨做成牙刷销售,办起了自己的牙刷厂。牙刷逐渐成了我们必备的个人卫生用品。

四、实验作业

绘制慢性牙周炎低倍镜下图。画出牙周炎中牙周袋的形态结构,包括袋壁上皮及结合上皮的改变、牙龈固有层的改变、炎症细胞的种类及分布;牙槽骨吸收及牙周膜的变化。

五、病例讨论

患者,男,56岁。
主诉:下前牙松动,咬物无力10余年。
查体:下前牙唇舌侧牙龈红肿,触之易出血,牙周袋深5 mm,扣痛(+),牙Ⅲ度松动。
X射线:牙槽骨水平吸收,达根长2/3,牙石(+++)。
问题讨论:
(1)该患者最可能的诊断是什么?
(2)请说明该疾病的病因和病理变化。

六、实践作业

1.实践项目
实践项目为口腔卫生指导。
2.实践方案
(1)带领学生深入社区,调查社区居民口腔卫生情况。
(2)在认识健康和病理状态的牙周组织基础上,解释什么是菌斑牙石,菌斑牙石会对口腔卫生造成什么样的影响。
(3)组织班会,分组讨论控制菌斑的方法,在社区宣讲刷牙及使用牙线、牙签及牙间刷的目的和正确的操作方法。
3.实践报告
学生进行总结并写出实践报告。

(李　娜)

项目十一 口腔黏膜病

【引言】

口腔黏膜病种多,病理特征须掌握。白斑苔藓慢红斑,疱类疾病淀粉(样)变,
认识病变和危害,着眼全身查根源。整体观念要建立,横向比较做诊断。

口腔黏膜病是指发生在口腔黏膜及软组织中的疾病,主要累及口腔黏膜的上皮层、基底膜区及上皮下结缔组织,多数为口腔局部性病变。口腔黏膜病的基本病理变化有过度角化、角化不良、上皮异常增生、气球样变及网状变性、基底细胞空泡变性及液化、棘层松解、成疱、糜烂和溃疡、假膜、斑和丘疹。口腔黏膜病包括斑纹类、大疱类、感染及溃疡类疾病。白斑、扁平苔藓、慢性盘状红斑狼疮属于斑纹类疾病,寻常性天疱疮、良性黏膜类天疱疮属于大疱类疾病。

一、实验目的

(1)掌握:白斑、扁平苔藓、慢性盘状红斑狼疮的病理变化。

(2)熟悉:寻常性天疱疮、良性黏膜类天疱疮的病理变化。

(3)了解:常见口腔黏膜病的临床表现。

(4)能辨认和描述白斑、扁平苔藓、慢性盘状红斑狼疮、寻常性天疱疮、良性黏膜类天疱疮的病理变化,理解良好口腔健康习惯的重要性,培养口腔健康习惯养成的宣教能力。

(5)通过社区实践活动培养学生的观察能力、病理变化辨识和分析解决问题的能力。

二、实验器材

(1)多媒体数码显微镜互动系统。

(2)图谱和病理组织切片(表11-1)。

表 11-1　口腔黏膜图谱和病理组织切片

疾病	图谱	病理组织切片
白斑	白斑上皮单纯性增生图谱	白斑上皮单纯性增生切片(HE)
	白斑伴上皮异常增生图谱	白斑伴上皮异常增生切片(HE)
扁平苔藓	扁平苔藓图谱	扁平苔藓切片(HE)
慢性盘状红斑狼疮	慢性盘状红斑狼疮图谱	慢性盘状红斑狼疮切片(HE)
寻常性天疱疮	寻常性天疱疮图谱	寻常性天疱疮切片(HE)
良性黏膜类天疱疮	良性黏膜类天疱疮图谱	良性黏膜类天疱疮切片(HE)

三、实验内容和方法

(一) 白斑

1.白斑上皮单纯性增生切片

(1)低倍镜观察:注意区分上皮、固有层和上皮各层,注意观察上皮各层的特点,尤其注意区分角化层是过度正角化还是过度不全角化。然后,注意观察上皮钉突、固有层和黏膜下层特点。低倍镜下可见,角化层过度正角化,角化层增厚,颗粒层明显,棘层增生(图11-1Ⅰ)。若角化层过度不全角化,角化层增厚,颗粒层不明显(图11-1Ⅱ)。上皮钉突伸长变粗,基底膜清晰完整。固有层及黏膜下层可见淋巴细胞和浆细胞浸润。

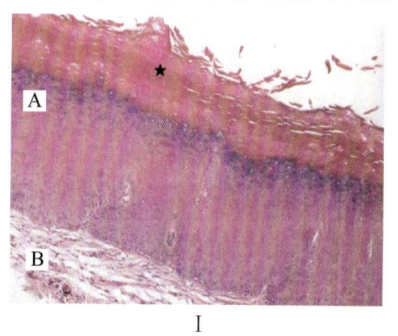 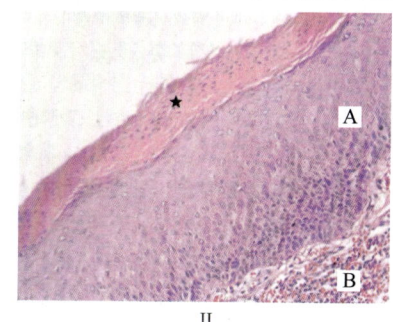

图 11-1　白斑上皮单纯性增生

Ⅰ.上皮过度正角化:A.上皮,B.固有层,星号示过度正角化;
Ⅱ.上皮过度不全角化:A.上皮,B.固有层,星号示过度不全角化

(2)高倍镜观察:注意观察角化层的细胞结构特点,过度正角化时细胞有何特点,过度不全角化时细胞有何特点。高倍镜下可见,过度正角化时,角化层增厚,角化层细胞界线不清,细胞核消失,形成均质红染的角化物。过度不全角化时,角化层增厚,角化层细胞的细胞核未完全消失,残留有固缩的细胞核。

2.白斑伴上皮异常增生切片

(1)低倍镜观察:注意区分上皮、固有层和上皮各层,观察上皮是否错角化,钉突和基底膜特点如何,固有层和黏膜下层是否有免疫细胞浸润。低倍镜下可见,上皮错角化,层次紊乱,钉突肥大,基底膜完整。固有层及黏膜下层可见淋巴细胞和浆细胞浸润。

(2)高倍镜观察:注意观察上皮错角化的细胞在何处,钉突内是否可见细胞角化,上皮内细胞是否出现多形性。高倍镜下可见,上皮错角化,钉突内可见细胞角化,细胞出现多形性,细胞体积增大(图11-2)。

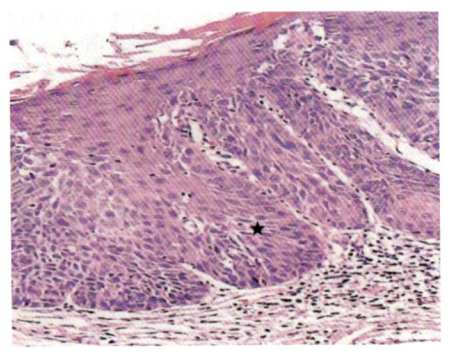

图11-2 白斑伴有上皮异常增生

星号示上皮细胞异常增生

(二)扁平苔藓

(1)低倍镜观察:注意区分上皮各层,观察上皮的角化情况,棘层是否增生,钉突特点如何,基底膜是否清晰可见,固有层是否有淋巴细胞浸润。低倍镜下可见,上皮有过度不全角化,棘层增生,上皮钉突延长,下端呈锯齿状,基底膜不清晰,固有层有密集的淋巴细胞浸润带(图11-3)。

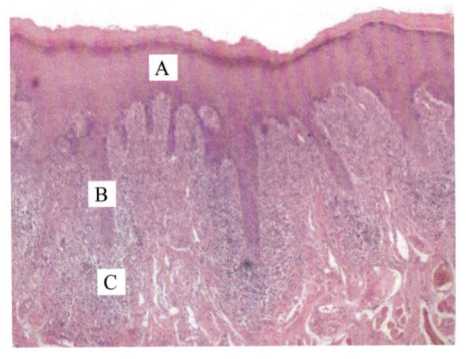

图11-3 扁平苔藓(低倍镜)

A.上皮;B.钉突;C.固有层,淋巴细胞浸润

(2)高倍镜观察:注意观察角化细胞的结构特点,颗粒层特点,基底细胞是否液化变性。高倍镜下可见,增厚的角化层中细胞核未完全消失,残留有细胞核,颗粒层增厚不明显,基底细胞液化变性,基底膜界线不清(图11-4)。

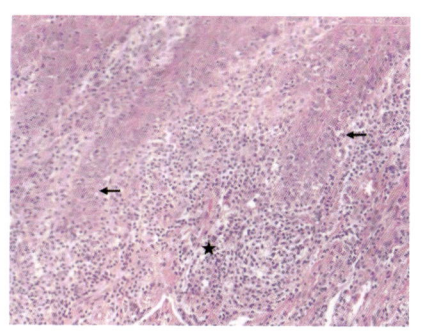

图 11-4 扁平苔藓(高倍镜)
箭头示基底细胞液化变性；星号示固有层淋巴细胞浸润

(三) 慢性盘状红斑狼疮

(1) 低倍镜观察：注意区分上皮各层，观察上皮的角化情况，上皮各层的结构特点如何，钉突的特点如何，基底膜是否清晰，固有层中是否有淋巴细胞浸润。低倍镜下可见，上皮过度正角化或不全角化，颗粒层增生，角化层可剥脱，有时可见胶质栓塞，棘层变薄，上皮钉突可增生、伸长，基底膜不清晰。固有层中可见淋巴细胞浸润，淋巴细胞多围绕血管呈袖套状浸润(图11-5)。

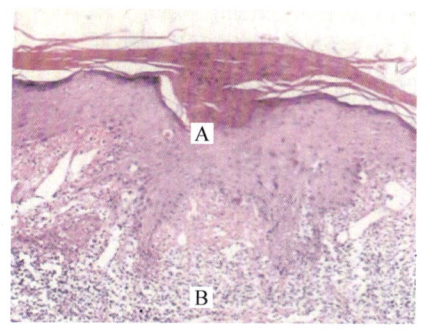

图 11-5 慢性盘状红斑狼疮
A.上皮，过度角化；B.固有层，淋巴细胞浸润

(2) 高倍镜观察：注意观察角化层角化细胞的结构特点如何，颗粒层有何特点，基底细胞是否液化变性，固有层纤维特点。高倍镜下可见，增厚的角化层中细胞核完全消失或未完全消失，颗粒层增厚明显，基底细胞液化变性，上皮与固有层之间可有裂隙，固有层中纤维变性、断裂。

(四) 寻常性天疱疮

(1) 低倍镜观察：注意区分上皮各层，重点观察棘层是否形成内疱，固有层是否有淋巴细胞浸润。低倍镜下可见，棘层松解，细胞间解离，棘层内或基底层上形成内疱。固有层可见炎症细胞浸润。

(2)高倍镜观察:注意观察棘层细胞的病理变化特点,基底层细胞的分布和形态结构特点。高倍镜下可见,棘层细胞间纤维变性、断裂,细胞肿胀呈圆形,核染色深,核周可见晕环,疱底部为基底层细胞,附着于结缔组织乳头上方,呈绒毛状(图11-6)。固有层中可见中等程度的淋巴细胞浸润。

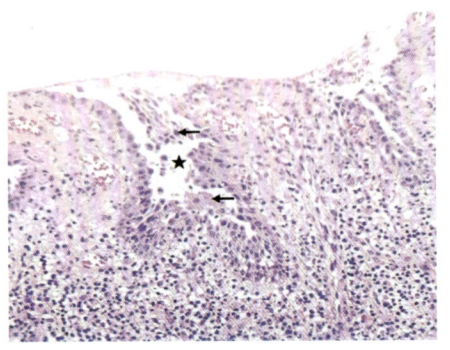

图11-6　寻常性天疱疮

星号示上皮内疱;箭头示天疱疮细胞

(五)良性黏膜类天疱疮

(1)低倍镜观察:注意区分上皮、固有层和上皮各层,注意观察上皮下面是否有基层下疱,固有层是否有淋巴细胞浸润。低倍镜下可见,上皮全层剥脱形成基层下疱,固有层有大量炎细胞浸润(图11-7)。

(2)高倍镜观察:注意观察基底层细胞的病理变化特点,固有层的病变特点,是否有淋巴细胞浸润。高倍镜下可见,基底细胞变性、坏死,形成疱性病变,疱底部的结缔组织表面光滑,固有层胶原水肿,有大量淋巴细胞浸润(图11-7)。

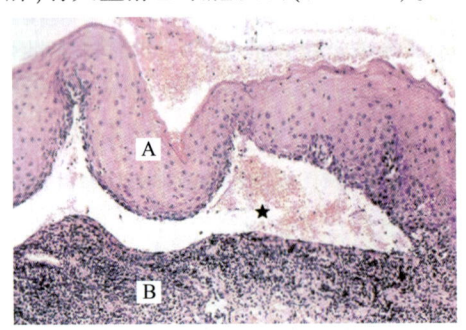

图11-7　良性黏膜类天疱疮

A.上皮,全层剥脱;B.固有层,炎症细胞浸润

星号示基层下疱

【知识拓展】

口腔黏膜白斑——"癌变"的信号

口腔黏膜白斑最早由匈牙利皮肤科医生 Erno Sohuimmer 命名,是指通过肉眼观察到发生在口腔黏膜表面的白色或灰白色的、不可擦除的、边界清晰但不规则的病变。口腔黏膜白斑的患病率约为 0.1%。目前,白斑被认为是最常见的口腔内癌前病变之一,每年口腔黏膜白斑癌变的综合概率约为 1.36%,80% 的口腔癌源于口腔黏膜白斑,它尤其是口腔鳞癌最常见的癌前病变症状之一。口腔黏膜白斑可以发生在口腔黏膜的任何部位,但研究发现发生在舌部的癌变率比较高,尤其是舌缘和舌腹的恶变率较高。一般非均质型比均质型的癌变率高。口腔黏膜白斑一旦发生就不易逆转,除非采取冰冻治疗或药物长期干预,因此最好的办法就是做好预防。

四、实验作业

绘制白斑上皮单纯性增生切片的高倍镜下图,标注上皮层、固有层、角化层、颗粒层、棘层、基底层等结构,并简要描述其结构特点。

五、病例讨论

患者,男,55 岁。

主诉:长期吸烟,颊黏膜、舌黏膜出现白色斑块,用刮片不能刮掉,边界清楚,有的伴有溃疡,疼痛明显。

问题讨论:

(1)可能的疾病是什么?

(2)用什么方法可以确诊?确诊的病理学依据是什么?

六、实践作业

1.实践项目

实践项目为吸烟人群口腔黏膜疾病的调查。

2.实践方案

(1)组织学生分成小组,每组学生在学校、社区或村镇等人员密集的场所,调查吸烟人群与非吸烟人群患有口腔黏膜疾病的情况,并进行分析。以小组为单位整理一份调查报告——"吸烟人群与非吸烟人群口腔黏膜疾病的调查研究"。

(2)组织班会,讨论吸烟对口腔健康的影响,然后深入社区宣教吸烟对口腔健康的影响。

(徐海瑛)

项目十二

口腔颌面部囊肿和颌骨疾病

【引言】

　　口腔颌面囊肿多,分类多问为什么。牙源性囊肿最常见,内衬上皮是特点。
　　关注发生和机制,理解病变不困难。其他囊肿寻根源,多联临床作判断。

　　囊肿是一种非脓肿性病理性囊腔,内含囊液或半流体物质,通常由纤维结缔组织壁包绕。绝大多数囊肿的囊壁有上皮衬里,少数无上皮衬里者又称为假性囊肿。由于口腔颌面部特殊的解剖学结构和复杂的胚胎发育特点,好发囊肿,其中颌骨为人类骨骼中最好发囊肿的部位。根据发生部位的不同,口腔颌面部囊肿一般可分为颌骨囊肿和软组织囊肿两大类,其中颌骨囊肿又可根据其组织来源不同而分为牙源性和非牙源性囊肿。纤维结构不良是一种具有遗传学基础的散发性骨疾患,可累及单骨或多骨,累及颅颌面部多处相邻骨组织的病变可被归类为单骨性病变,并称为颅颌面型纤维结构不良。

一、实验目的

(1)掌握:口腔囊肿的一般病理学特点,常见口腔囊肿如含牙囊肿、鳃裂囊肿和黏液囊肿的病理变化,颌骨骨纤维结构不良的病理变化。

(2)熟悉:其他口腔囊肿的病理学特点。

(3)了解:颌骨巨细胞肉芽肿、朗格汉斯细胞组织细胞增生症的病理变化。

(4)能熟练辨认口腔囊肿的病理学特点。

二、实验器材

(1)多媒体数码显微镜互动系统。

(2)大体标本、图谱和病理组织切片(表12-1)。

表 12-1　口腔颌面部囊肿、颌骨病大体标本、图谱和病理组织切片

疾病	大体标本和图谱	病理组织切片
颌骨牙源性囊肿	含牙囊肿(大体)	含牙囊肿切片(HE)
软组织囊肿		皮样囊肿切片(HE)
		鳃裂囊肿切片(HE)
		甲状舌管囊肿切片(HE)
		黏液囊肿切片(HE)
颌骨的非肿瘤性疾病		纤维结构不良切片(HE)

三、实验内容和方法

(一) 颌骨牙源性囊肿

含牙囊肿:

(1) 大体标本观察:囊肿与牙的关系,囊肿的大小,囊肿的厚度,牙的形态是否异常。

(2) 低倍镜观察:囊壁上皮衬里的上皮类型,上皮的厚度,有无钉突;结缔组织囊壁部分有无炎症细胞浸润。

(3) 高倍镜观察:囊肿内衬上皮的类型,有无角化,有无钉突,构成上皮的细胞层次有多少,是否在不同部位有不同上皮类型;结缔组织囊壁有无炎症细胞浸润,浸润细胞的种类,近上皮处炎症明显时上皮有无变化。

肉眼见囊壁较薄,囊腔内含有牙冠,囊壁附着于牙颈部,囊液多呈黄色(图 12-1)。

镜下见纤维结缔组织囊壁内衬较薄的复层鳞状,囊壁仅由 2~5 列扁平细胞或矮立方细胞构成,无角化,没有上皮钉突,类似于缩余釉上皮;纤维囊壁内炎症不明显(图 12-2)。

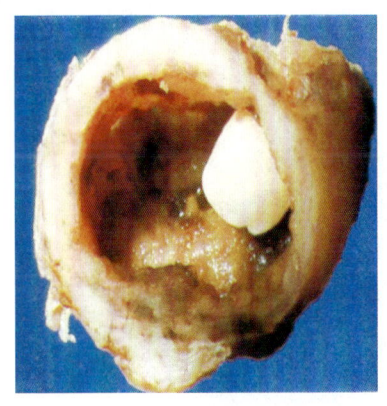

图 12-1　含牙囊肿(大体)

图 12-2　含牙囊肿(镜下)

(二)软组织囊肿

1.皮样囊肿

(1)低倍镜观察:囊壁形态、厚度及角化物。

(2)高倍镜观察:囊壁内是否有皮肤附属器;衬里上皮的层次和分化;炎症反应。

镜下见囊壁由上皮和结缔组织组成。上皮为复层鳞状上皮,基底细胞排列整齐,棘细胞层、颗粒层尚可辨认,角化层与上皮分离,腔内有角化物,在结缔组织囊壁的一端可见皮脂腺(图12-3)。

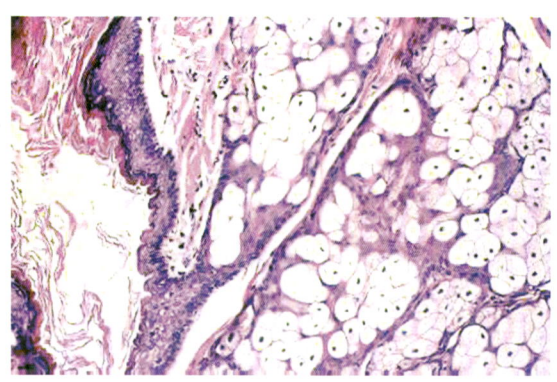

图12-3 皮样囊肿

2.鳃裂囊肿

(1)低倍镜观察:囊壁上皮衬里的上皮类型,上皮的厚度,有无钉突;结缔组织囊壁部分有何变化。

(2)高倍镜观察:囊肿内衬上皮的类型,构成上皮的细胞层次有多少,是否在不同部位有不同上皮类型;结缔组织囊壁有无大量淋巴细胞存在,是否形成淋巴滤泡。

镜下见囊壁内衬复层鳞状上皮,纤维囊壁内含有大量淋巴样组织并形成淋巴滤泡(图12-4)。

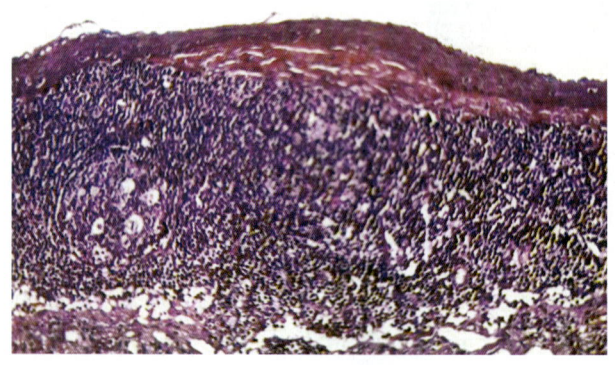

图12-4 鳃裂囊肿

3.甲状舌管囊肿

(1)低倍镜观察:囊壁上皮衬里的类型,是否存在不同的上皮类型;结缔组织囊壁内是否含有甲状腺组织。

(2)高倍镜观察:囊肿内衬上皮的类型,有无角化,有无钉突,结缔组织囊壁内甲状腺组织的形态是否正常。

镜下见囊壁有假复层纤毛柱状上皮衬里,纤维囊壁中可见甲状腺组织(图12-5)。

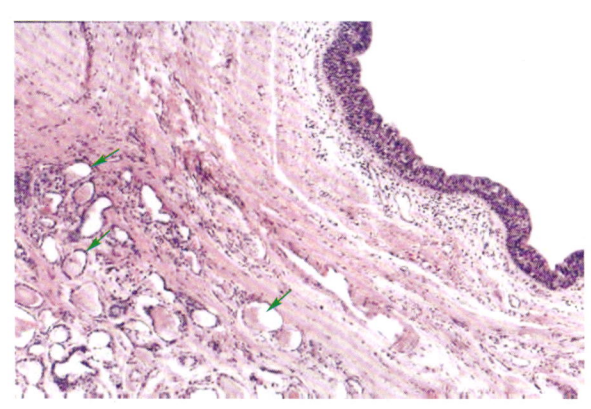

图12-5 甲状舌管囊肿
箭头示甲状腺组织

4.黏液囊肿

(1)低倍镜观察:组织中有无囊腔形成,在何部位,是否内含囊液,囊壁及囊液中是否有炎症细胞,囊腔有无上皮衬里,囊肿邻近有无小唾液腺组织。

(2)高倍镜观察:观察囊壁的组织构成,有无上皮衬里,囊壁中血管是否丰富;囊内有无囊液,其中有哪些细胞成分,注意有无泡沫细胞。

镜下见囊腔内含有浓稠液物质,衬以假复层、双层柱状或立方上皮细胞,部分滞留性黏液囊肿衬里中可见嗜酸性上皮细胞(图12-6)。

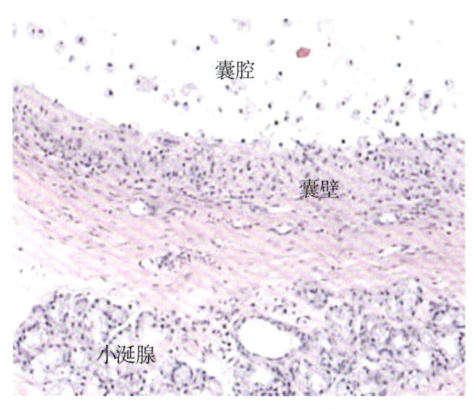

图12-6 黏液囊肿

(三)颌骨的非肿瘤性疾病

纤维结构不良:

(1)低倍镜观察:增生的纤维组织中是否见许多不规则骨小梁,其形态轮廓如何,厚度如何,是否相互连接,是否有层板结构;病变组织与正常骨组织之间的界线如何。

(2)高倍镜观察:增生的纤维组织中,细胞大小是否一致,有无异型性;骨小梁与纤维组织的分布关系如何,注意骨小梁的形态,构成骨小梁的是否为成熟的骨板,骨小梁周围有无成骨细胞围绕。

镜下见疏松的细胞性纤维组织代替了正常骨组织,纤维组织背景下可见呈均匀分布、形态不一的编织状骨小梁,这些幼稚的骨小梁彼此缺乏连接,无层板结构,纤细呈弓形或分支状,骨小梁的周围往往缺乏成排的成骨细胞,提示骨小梁结构可能由周围纤维组织化生而来(图12-7)。

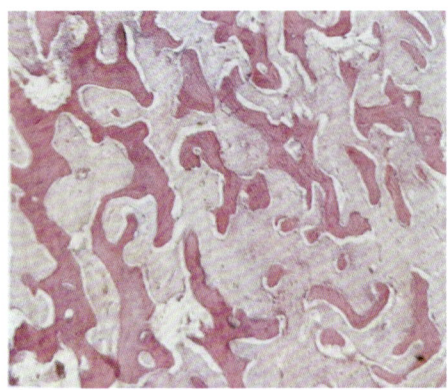

图12-7 纤维结构不良

【知识拓展】

世界因他而微笑——世界种植牙之父

现代口腔种植学之父——布伦马克教授(1929~2014),在其85年的人生之路上,用医者之心成就了一部种植牙发展史,也造就了千千万万的灿烂笑容。因其对人类健康做出的杰出贡献,他两次被提名为诺贝尔奖候选人。

20世纪60年代,布伦马克教授领导的团队在进行骨髓腔内微血管血流状态的课题研究中,首次提出使用高纯度的钛金属代替以往的黄金贵金属,成为口腔植入体的新植入材料。基于此项研究结果,布伦马克教授创立了全新的骨结合理论,即人体活的骨组织与钛种植体之间发生牢固、持久而直接的结合。该理论的确立在种植体领域掀起了革命性的变化,奠定了现代口腔种植学的基础,让无数前牙、后牙或全口牙缺失的患者重新绽放笑容,自信拥抱生活。

四、实验作业

绘制含牙囊肿、鳃裂囊肿高倍镜下图。画出囊肿部分内衬上皮各细胞层次的形态结构、囊壁的结构特点。

五、病例讨论

患者,女,18岁。

主诉:左口底肿物4年,无痛,渐大,无红肿,近来生长较快。

检查:颌下偏左黏膜隆起,5.0 cm×5.0 cm×4.0 cm,质软,界清,无压痛。

活检:肿物位于颌舌骨肌上,界清,囊壁厚,质软。组织病理学:囊壁由上皮和结缔组织组成。上皮为复层鳞状上皮,基底细胞排列整齐,棘细胞层、颗粒层尚可辨认,角化层与上皮分离,腔内有角化物,在结缔组织囊壁的一端可见皮脂腺。

问题讨论:

(1)结合本项目所学,病变可考虑哪些疾病?

(2)这与皮样囊肿有何不同?二者如何鉴别?

六、实践作业

1.实践项目

实践项目为对比各种颌面部囊肿的病理学特点。

2.实践方案

(1)组织学生分成小组,每个小组使用显微镜观察各种颌面部囊肿(如含牙囊肿、鼻腭管囊肿、甲状舌管囊肿、鳃裂囊肿和黏液囊肿)的切片,观察病理学特点,包括部位、内衬上皮和囊壁结缔组织的病理学特点,同时查阅相关文献,最后各小组整理出一份研究报告——"口腔颌面部囊肿一般组织学特征和各种颌面部囊肿病理学特点及结构比较"。

(2)班会讨论后组织学生整理总结。

(李 娜)

项目十三

牙源性肿瘤

【引言】

读懂牙的生长发育,比读懂牙源性肿瘤的类型更重要!
理解牙胚的发育过程,比看懂牙源性组织结构更受益!

牙源性肿瘤是由成牙组织(牙源性上皮、牙源性间质或牙源性上皮间充质)共同发生的一类肿瘤;肿瘤组织结构和细胞形态都与其来源的正常细胞或有不同程度的相似;生物学行为各异;认识它的起源组织和发生过程对于我们理解它的组织结构有重要帮助。成釉细胞瘤在临床上较为常见,在牙源性肿瘤中约占60%;其中经典型成釉细胞瘤虽属良性肿瘤,但有局部浸润性生长的特点,故手术后易复发,且反复复发者有癌变可能。牙源性腺样瘤和牙源性钙化囊肿在组织学上各有其特征性表现。牙瘤属于成牙组织发育异常,而非真性肿瘤,良性成牙骨质细胞瘤是真性牙骨质瘤,这两种肿瘤皆为良性病变,都有包膜,易摘除,很少复发。

一、实验目的

(1)掌握:成釉细胞瘤、牙源性腺样瘤的大体和组织学特征。
(2)熟悉:牙源性角化性囊性瘤、牙源性钙化性囊性瘤组织学特征。
(3)了解:牙源性肿瘤组织学发生和生物学特性。
(4)悉知对口腔肿瘤患者的临床常用检查方法和手段。
(5)培养和提高医学生对口腔牙源性肿瘤患者的良好宣教、心理疏导和帮助康复能力。

二、实验器材

(1)多媒体数码显微镜互动系统。
(2)大体标本、图谱和病理组织切片(表13-1)。

表 13-1　牙源性肿瘤大体标本、图谱和病理组织切片

疾病	大体标本和图谱	病理组织切片
成釉细胞瘤	成釉细胞瘤(大体)	成釉细胞瘤滤泡型切片(HE)
	成釉细胞瘤丛状型图谱	成釉细胞瘤丛状型切片(HE)
		成釉细胞瘤棘皮瘤型切片(HE)
		成釉细胞瘤颗粒细胞型切片(HE)
牙源性腺样瘤	牙源性腺样瘤(大体)	牙源性腺样瘤切片(HE)
牙源性角化性囊性瘤	牙源性角化性囊性瘤切片(大体)	牙源性角化性囊性瘤切片(HE)
牙源性钙化性囊性瘤	牙源性钙化性囊性瘤图谱	牙源性钙化性囊性瘤切片(HE)

三、实验内容和方法

(一) 成釉细胞瘤

低倍镜观察:注意单囊型成釉细胞瘤与实性成釉细胞瘤的区别。注意肿瘤的位置、与囊壁的关系;注意上皮团块或条索的肿瘤细胞形态及排列方式,中心细胞形态及排列方式以及中心细胞有无形态变化,如鳞状化生、颗粒样变性、囊性变等。间质结缔组织有无变化,如血管扩张、囊性变等。

高倍镜观察:肿瘤性上皮团或条索外周细胞的形态,是否为柱状或立方,细胞核的位置是否为远离基底膜;中心细胞的形态,有无突起,细胞间距离,排列特点,有无鳞状化生或颗粒样变性,注意颗粒细胞的胞质颗粒及细胞核的形态及位置;与上皮团块或条索邻近的结缔组织有无均质化,间质中有无炎症细胞浸润,有无血管扩张,有无残留的骨小梁。

1.成釉细胞瘤滤泡型

(1)肉眼观察:切面囊实性,呈白色或灰白色,囊腔内含牙(图13-1)。

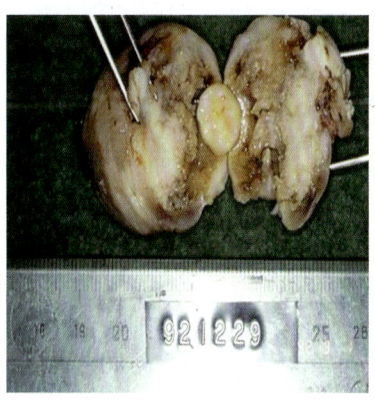

图13-1　成釉细胞瘤(大体)

(2)显微镜观察:低倍镜见肿瘤由上皮和结缔组织间质组成,肿瘤上皮排成滤泡状;高倍镜见上皮团块周围为整齐排列的柱状细胞,中央为疏松排列的星形细胞,似成釉器的星网状层细胞;上皮团中央可见囊性变或鳞状化生(图13-2)。

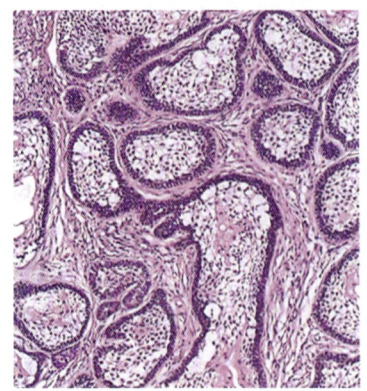

图13-2　成釉细胞瘤滤泡型(镜下)

2.成釉细胞瘤丛状型

镜下见肿瘤上皮排列成条索状,周边细胞整齐排列,中间细胞呈星网状,但比滤泡型成釉细胞瘤少。肿瘤间质疏松,囊性变发生在间质内(图13-3)。

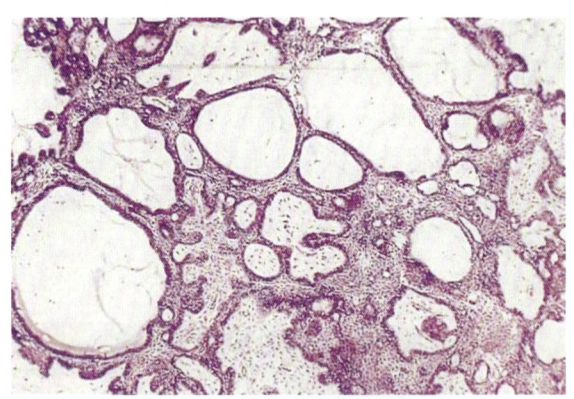

图13-3　成釉细胞瘤丛状型

3.成釉细胞瘤棘皮瘤型

镜下见此型在滤泡型的基础上,肿瘤上皮岛内呈现广泛的鳞状上皮化生,形成大量旋涡排列的鳞状细胞团,中心可见角化珠(图13-4)。

4.成釉细胞瘤颗粒细胞型

镜下见肿瘤细胞发生颗粒细胞变性,这种变性的细胞可部分或全部取代上皮岛中央的星网状细胞(图13-5)。

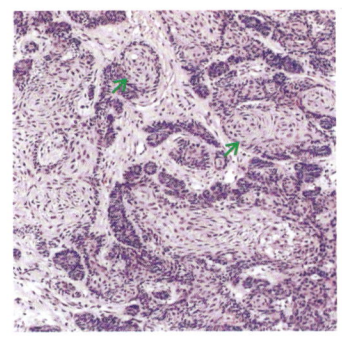

图 13-4　成釉细胞瘤棘皮瘤型
绿色箭头示漩涡状排列的鳞状细胞团

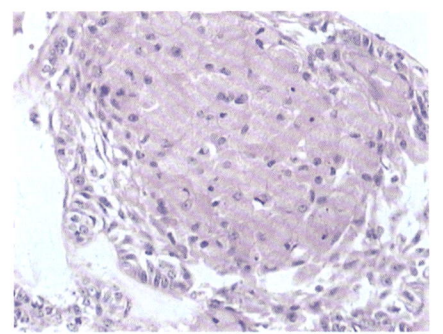

图 13-5　成釉细胞瘤颗粒细胞型

(二) 牙源性腺样瘤

低倍镜观察：注意肿瘤细胞排列的结构，如成片状、条索状、团块状、筛状、腺管状、玫瑰花样结构等，这些常是此肿瘤的排列特征；同时注意肿瘤细胞之间有无嗜伊红物质及钙化物沉积，间质的数量，有无扩张的血管，有无被膜及是否完整。

高倍镜观察：要密切观察腺管样结构的形态、特点，腺管样结构的细胞形态，细胞核的位置；其他区域肿瘤的细胞形态及排列特点，注意嗜伊红物质的分布及钙化物的形态、染色特点；间质中血管的变化。

(1) 肉眼观察：肿瘤包膜完整，切面囊性或实性，腔内可含埋伏牙。实性部分呈灰白色，囊性部分则大小不等，腔内含有淡黄色胶冻状物质或血性液体(图 13-6)。

(2) 显微镜观察：镜下肿瘤由实性上皮团块组成，间质较少。肿瘤细胞主要形成以下结构：①结节实性细胞巢：由梭形或立方状上皮细胞的中心部可见嗜酸性物质沉积；②腺管样结构：细胞立方状或柱状细胞形成环状的腺管样结构，胞核远离腔面；管状腔隙内可见嗜伊红均质样物质；③梁状或筛状结构：见于肿瘤的周边部或实性巢之间，细胞排列成条索，条索互相吻合成筛状(图 13-7)。

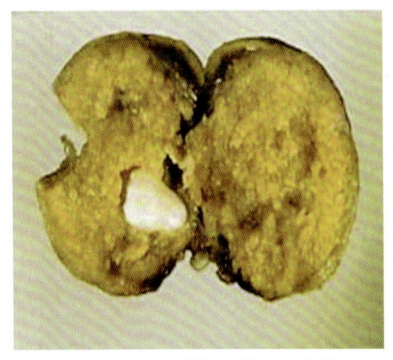

图 13-6　牙源性腺样瘤(大体)

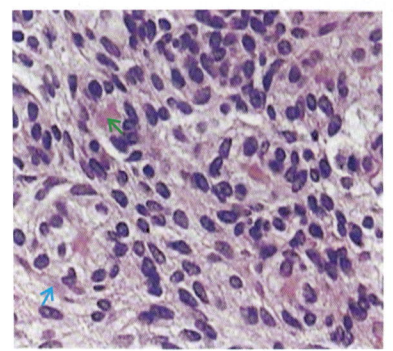

图 13-7　牙源性腺样瘤(镜下)
绿色箭头示嗜酸性物质；蓝色箭头示腺管样结构

(三) 牙源性角化性囊性瘤

低倍镜观察：标本是囊肿的一部分囊壁组织。在囊肿壁有上皮衬里的部分观察上皮的厚度，上皮表面是直线性还是波浪状，有无角化，上皮有无钉突；囊壁结缔组织中有无蕾状上皮团及子囊，有无炎症细胞浸润，如果有明显炎症细胞浸润，其上皮的形态与无炎症区上皮有何不同。

高倍镜观察：无炎症区囊壁上皮表面有无角化，角化类型；有无颗粒层细胞，棘细胞层是否明显，细胞形态有无变化，基底细胞形态、排列特点，上皮中有无细胞分裂及分裂细胞在上皮中的位置；炎症区上皮延续性有无破坏，上皮及上皮细胞形态有无变化；结缔组织中有无蕾状细胞团，构成蕾状细胞团的细胞形态、排列特点；有无子囊及子囊内衬上皮的特点。

(1) 肉眼观察：囊壁薄，囊腔内常含有黄白色发亮的片状物或干酪样物质或有稀薄淡黄色液体(图13-8)。

(2) 显微镜观察：镜下见衬里上皮表面常呈波状或皱褶状，衬里上皮为较薄的复层鳞状上皮，厚度较一致，5~8层细胞，一般没有上皮钉突(图13-9)。基底细胞层界线清楚，常由柱状细胞组成，胞核着色深，呈栅栏状排列。棘层较薄，常见基底层细胞直接移行为表层角化层。棘层细胞常呈细胞内水肿。表层的角化主要是不全角化，但也可见正角化，出现正角化者颗粒层亦较明显，有时在同一囊肿的不同部位具有不同的角化。纤维性囊壁较薄，一般无炎症。有些囊肿的纤维囊壁内可见小的上皮岛，类似于牙板剩余，并可发生微小子囊或卫星囊。

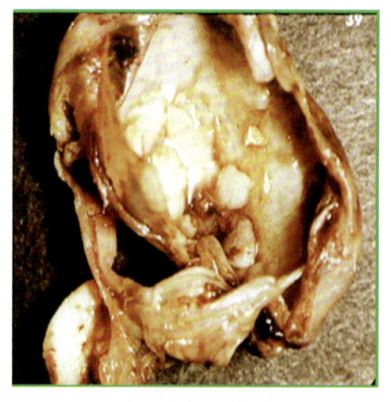

图 13-8 角化性囊性瘤(大体)

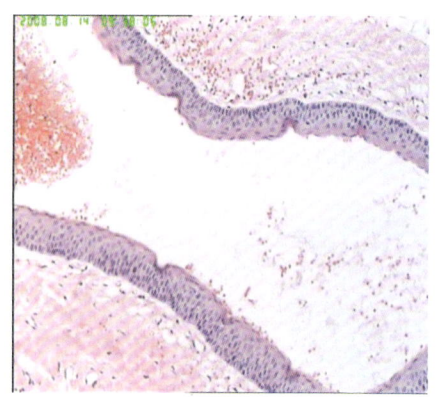

图 13-9 牙源性角化性囊性瘤(镜下)

(四) 牙源性钙化性囊性瘤

(1) 肉眼观察：病变呈囊性。

(2) 显微镜观察：肿瘤囊性，由牙源性衬里上皮和纤维囊壁构成，衬里的上皮细胞呈立方状或柱状,胞核远离基底膜,呈栅栏状排列;其浅层由排列疏松的星形细胞构成,与成釉器的星网状层相似,囊壁中可见数量不等的影细胞是其特征性表现,并有不同程度的钙化;影细胞圆形或卵圆形,体积大,胞质红染,胞核消失而不着色,仅保留空白的核轮廓(图 13-10)。

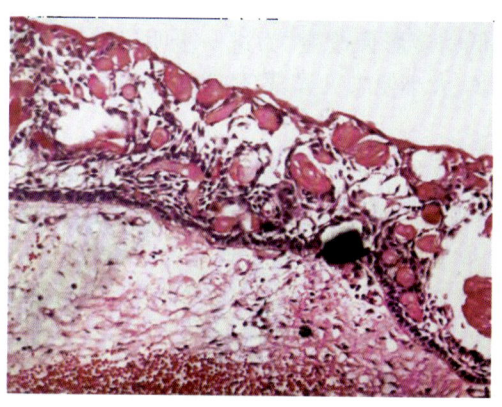

图 13-10　牙源性钙化性囊性瘤

【知识拓展】

大医精诚,造福人民

赵铱民教授,现任军事口腔医学国家重点实验室主任,空军军医大学第三附属医院(第四军医大学口腔医院)主任医师、博士研究生导师,中国工程院医药卫生学部院士。从事口腔修复学的医疗、教育、研究工作 40 年,在口腔颌面部修复领域取得了系列创新性成就。

他坚守初心,敢为人先,把中国的旗帜插上了国际颌面修复领域的最高峰。创立了智能化颜面缺损仿真修复及快速制作技术体系,开发了系统的颌骨缺损后咀嚼功能重建技术,发展了牙科磁附着固位技术,发明了自主式口腔种植机器人,创建了智能化精准种植和即刻修复的牙种植全新模式,研制出"智能化战创伤模拟人",创建了中国颌面赝复学并促进了其发展,为广大民众接受口腔健康科普教育服务。他主持建成了具有国际影响力的口腔医学博物馆,已发展成为世界口腔医学的文化符号和教育中心。

四、实验作业

绘制滤泡型成釉细胞瘤和牙源性腺样瘤的高倍镜下图。

五、病例讨论

患者,女,36 岁。

主诉:发现右面部膨隆 3 月余。

现病史:患者 3 月前发现右侧面部膨隆,呈无痛性渐进性缓慢增大表现,在当地医院拍 X 线片发现右下颌骨低密度影像改变,为进一步明确诊断,前来三甲医院诊治。患者一般情况良好,饮食、睡眠、大小便未见异常,体重无明显改变。

既往史:无特殊记录。

查体:体温 37.0 ℃,脉搏 80 次/分钟,呼吸 20 次/分钟,血压 128/82 mmHg。

专科检查:右侧面部膨隆明显,触之骨样硬度,肤色正常,口腔开口度、开口型正常,右下牙 42~46 对应的下颌骨体颊、舌侧面明显膨隆,质硬。颊侧骨壁可扪及轻度"乒乓感",牙齿有缺失和松动,咬合关系不佳,颌下及双侧颈部、颌面部未扪及明显肿大淋巴结。

后全口曲面断层片检查 X 线片呈单房透射影,有边界,边界不光滑,不整齐,病灶区内有埋伏牙,病变内部及边缘可见纤细骨性分隔。

活检:显微镜下肿瘤形成上皮岛,散在分布于成熟的纤维结缔组织间质中。上皮岛中央类似成釉细胞器的星网状层,有囊性变。周边部由多边形细胞组成,细胞呈栅栏状排列,并远离基底膜。

问题讨论:

(1)结合本项目所学,下颌骨明显膨隆的病变可考虑哪些疾病?

(2)在活检的病理组织学变化中可考虑什么肿瘤?结合相关资料列出你的诊断依据。

六、实践作业

1.实践项目

实践项目为"关爱生命,志愿服务"。

2.实践方案

(1)动员对癌症预防工作有意向、有热情的学生组建"关爱生命,志愿服务"团队,在口腔医学系、基础医学部等相关专家指导下,精心准备,有的放矢,做好宣传资料、PPT 课件相关准备工作。

(2)走进社区、走进乡村,进行防口腔癌科普知识宣讲,倡导健康生活方式,戒烟戒酒合理运动,提高防癌意识,唤醒民众对防癌的认识和理解。

(3)实践活动结束后,结合参加社会实践活动对所见所闻的理解和感悟,进行实践报道或组织学生整理总结报告。

(刘安丽　孙彦宜)

项目十四 唾液腺疾病

【引言】

唾液腺肿瘤很常见,结构复杂样多变。
组织学分类要熟悉,常与预后相关联。

根据病变的性质,唾液腺疾病包括发育异常、囊肿、炎症和肿瘤。唾液腺缺失、发育不全、过度发育和异位很少见,多由遗传因素引起而很少有临床症状。病毒、细菌和自身免疫反应引起的唾液腺炎最常表现为以淋巴细胞浸润为主的慢性炎症,也因发病机制不同又表现为特有的组织病理学特征,包括纤维结缔组织修复、肉芽肿和包涵体形成等;流行性腮腺炎为病毒感染引起的急性传染性疾病,急性化脓性腮腺炎则表现为充血、坏死、脓肿形成和以中性粒细胞浸润为主的病变。良性上皮性肿瘤中以多形性腺瘤最常见,组织病理学表现为多种上皮结构与黏液软骨样区共存,恶性上皮性肿瘤中以黏液表皮样癌和腺样囊性癌多见,筛状结构和浸润性生长在腺样囊性癌最常见;某些唾液腺恶性上皮性肿瘤发病率虽然低,但是恶性度高。

一、实验目的

(1)掌握:急性及慢性唾液腺炎、多形性腺瘤、Warthin 瘤、黏液表皮样癌、腺样囊性癌的组织学特征。

(2)熟悉:淋巴上皮癌的病理组织学特点。

(3)了解:急性及慢性唾液腺炎、多形性腺瘤、Warthin 瘤、黏液表皮样癌、腺样囊性癌组织发生和生物学行为。

(4)悉知对口腔肿瘤患者的检查方法和手段。

(5)培养理论与实践结合的工作态度,树立多学科综合诊疗的治疗理念。

二、实验器材

(1)多媒体数码显微镜互动系统。
(2)图谱和病理组织切片(表 14-1)。

表 14-1　唾液腺疾病图谱和病理组织切片

疾病	图谱	病理组织切片
唾液腺疾病	唾液腺炎图谱	唾液腺炎切片(HE)
多形性腺瘤	多形性腺瘤图谱	多形性腺瘤切片(HE)
Warthin 瘤	Warthin 瘤图谱	Warthin 瘤切片(HE)
腺样囊性癌	腺样囊性癌图谱	腺样囊性癌切片(HE)
黏液表皮样癌	黏液表皮样癌图谱	黏液表皮样癌切片(HE)

三、实验内容和方法

1.慢性唾液腺炎

低倍镜观察：腺小叶的轮廓是否依然可见，注意小叶间结缔组织有无增生，小叶内唾液腺组织有无变化，如腺泡有无萎缩，导管及周围组织有无增生，组织及导管内有无炎症细胞浸润，有无淋巴滤泡形成。高倍镜观察：腺小叶内炎症细胞种类、浸润范围，有无淋巴滤泡形成；腺泡破坏的情况；结缔组织及导管增生情况，导管周围有无纤维围绕，导管内有无炎症细胞，有无分泌物潴留；组织中有无血管增生和扩张。

镜下见唾液腺导管扩张，导管内有炎症细胞；导管周围及纤维间质中有淋巴细胞和浆细胞浸润，腺泡萎缩、消失而被增生的纤维结缔组织取代，小叶内导管上皮增生，并可见鳞状上皮化生(图 14-1)。

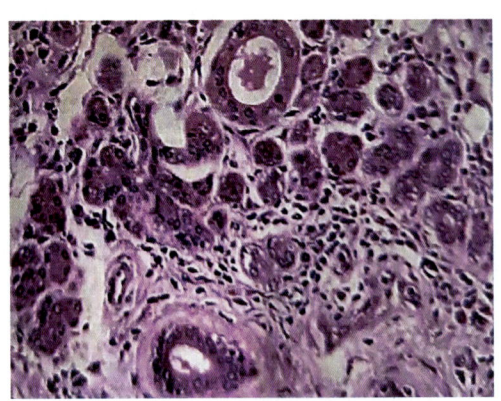

图 14-1　慢性唾液腺炎

2.多形性腺瘤

低倍镜观察：肿瘤有无被膜，被膜中有无肿瘤细胞生长，并注意上皮成分的肿瘤细胞排列方式。高倍镜观察：多形性腺瘤其多形性的具体特征。还要注意的是肌上皮成分组织结构的多样性，如可排列成不规则实性片块、条索或弥漫散在分布，肌上皮结构中细胞可有鳞状上皮化生。

(1)肉眼观察:肿瘤不规则结节状、大小不一。剖面多为实性,灰白或黄色,可见囊腔,囊腔内含透明黏液,部分区域可见到半透明胶冻样或淡蓝色软骨样区,有出血、钙化。肿瘤包膜厚薄不一,多数肿瘤包膜完整(图14-2)。

(2)显微镜观察:镜下见肿瘤性上皮、黏液样组织、软骨样组织等。肿瘤性上皮排列成以下几种:①形成腺管样结构,内层为立方或矮柱状的腺管上皮,外层为扁平、梭形的肌上皮细胞,管腔内有嗜伊红的分泌物(上皮性黏液)(图14-3)。②形成实性片状、条索状或散在分布。细胞梭形、多边形、透明细胞或浆细胞样,界线不清,胞质红染。③有角化珠形成。④导管样结构和上皮条索周围常见大片黏液样和软骨样区域。

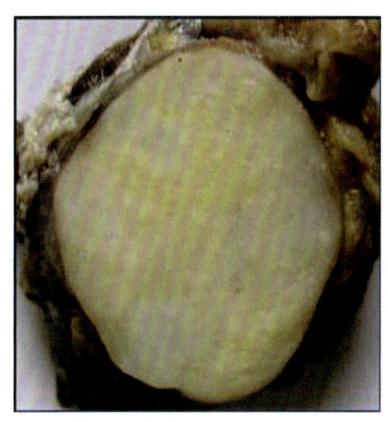
图14-2 多形性腺瘤(大体)

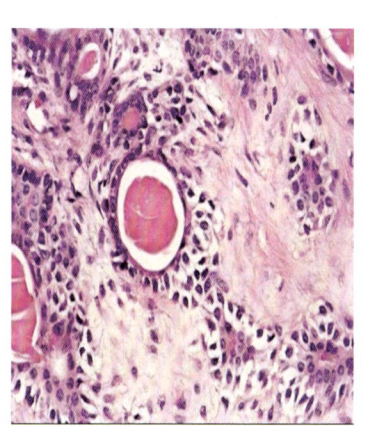
图14-3 多形性腺瘤(镜下)

3.Warthin瘤(腺淋巴瘤)

低倍镜观察:肿瘤有无被膜;区分构成肿瘤的主要组织成分,即上皮成分和淋巴样组织成分,注意上皮成分的性质、细胞排列特点;肿瘤中有无囊性区,有无囊内容物。高倍镜观察:构成肿瘤上皮成分的形态特点、细胞层次、细胞排列、淋巴样组织的分布及形态,常有淋巴滤泡形成。

(1)肉眼观察:肿瘤呈圆形或卵圆形,表面光滑,包膜完整,质软,可有囊性感,肿瘤直径平均2~4 cm,界线清楚。剖面常有大小不等的囊腔,含有透明的黏液样、乳白色或褐色液体,囊腔内可有乳头状突起。少数为实性,呈灰褐色或暗红色(图14-4)。

(2)显微镜观察:镜下观察肿瘤由上皮和淋巴样组织构成。肿瘤上皮细胞形成大小和形态不一的腺管或囊腔样结构,有乳头突入囊腔。囊腔内衬上皮由两层细胞构成,腔面侧细胞为胞质内含有嗜伊红颗粒的大嗜酸粒细胞,为柱状上皮细胞,核浓缩,排列规则,呈栅栏状,腺腔面常见顶浆分泌,偶见纤毛;基底侧细胞较小,扁平状或立方状,胞质较少,嗜伊红,核呈空泡状,淡染,可见核仁(图14-5)。

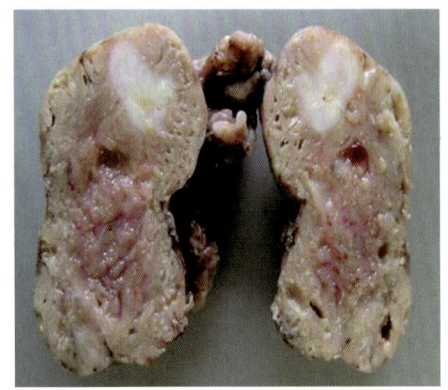
图14-4 Warthin瘤(大体)

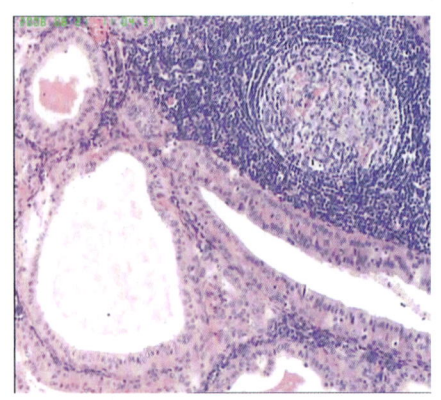
图14-5 Warthin瘤(镜下)

4.腺样囊性癌

低倍镜观察:肿瘤有无被膜,肿瘤组织的生长方式,有无浸润神经,肿瘤细胞的排列方式(筛孔样、条索样、腺管样或实性),间质的多少。高倍镜观察:筛孔样结构的细胞形态特点,筛孔内容物的结构,注意筛孔之间有无小导管样结构,管状结构的内层细胞与外层细胞形态有何不同;浸润神经的肿瘤细胞的形态及排列特点;肿瘤中有无实性团块,团块中心有无坏死。注意肿瘤细胞有无异型性,核分裂是否常见。

(1)肉眼观察:肿瘤呈圆形或结节状,平均直径3 cm,无包膜,呈浸润性生长或累及骨,剖面实性,呈灰白色或浅褐色,无包膜(图14-6)。

(2)显微镜观察:镜下见肿瘤实质主要由牙管内衬上皮细胞和变异肌上皮细胞组成,前者呈立方状,卵圆形,大小较一致,胞质少,通常透明,胞核较大,圆形或卵圆形,深染,核分裂象少见;变异肌上皮细胞呈扁平状,梭形或不规则形。组织学上分为三种类型,即管状型、筛状型和实性型。在同一肿瘤中常可见两种以上的结构混合存在,但常以某一种为主(图14-7)。

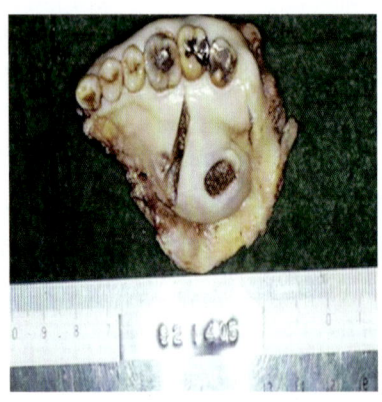
图14-6 腺样囊性癌累及骨(大体)

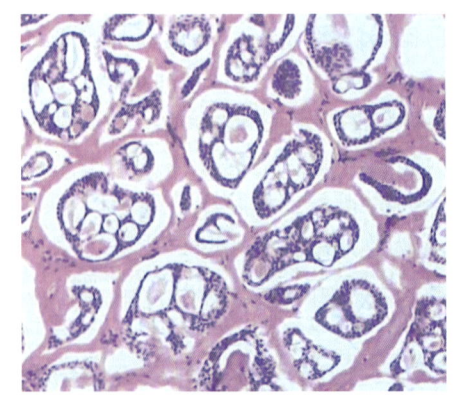
图14-7 腺样囊性癌(镜下)

1) 筛状型:特点是肿瘤形成大小不等的细胞团块,团块中央为筛孔,形似藕的横断面,筛孔内充满嗜酸或嗜碱性黏液样物质(图 14-7)。

2) 管状型:肿瘤以形成小管状或条索状结构为特点,管状结构的内层为导管内衬上皮细胞,外层细胞为变异肌上皮细胞,中央为管腔,腔内含有 PAS 染色阳性的黏液。

3) 实性型:肿瘤细胞常排列成大小不等的上皮巢,瘤细胞较小,胞质少,嗜碱性,核分裂象多见,上皮巢中央细胞可出现变性、坏死。

5. 黏液表皮样癌

低倍镜观察:肿瘤范围,有无被膜;肿瘤细胞排列方式,注意肿瘤细胞团块中有无囊腔样结构,囊腔内面有无细胞衬里,囊腔内有无肿瘤细胞构成的乳头样结构突入腔内,细胞形态如何;其他区域的肿瘤细胞形态及排列特点,肿瘤的生长方式如何,肿瘤的间质的多少。高倍镜观察:囊腔样结构的囊腔大小,黏液细胞的形态,胞质是否丰富,染色是否透明,胞核的位置、形态;囊腔内壁有无乳头突入囊腔,乳头表面衬覆的肿瘤细胞的层次和形态,囊腔内有无黏液样物质及脱落的肿瘤细胞,观察腔外围的肿瘤细胞如表皮样细胞的形态及排列。

(1) 肉眼观察:肿瘤常无包膜。肿瘤一般较小,直径不超过 5 cm。剖面实性,灰白色(图 14-8)。

(2) 显微镜观察:肿瘤主要由黏液细胞、表皮样细胞和中间细胞组成,可出现柱状细胞、透明细胞。肿瘤分化取决于黏液细胞和表皮样细胞的数量,黏液细胞大于 50% 为高分化,黏液细胞少于 10% 为低分化(图 14-9),介于二者之间为中分化。肿瘤典型的组织学结构为黏液细胞形成黏液糊,衬里囊腔周边或形成乳头样结构突入囊腔内,表皮样细胞位于基底部,中间细胞较少。表皮样细胞和中间细胞排列成片或形成团块,黏液细胞散在其中。

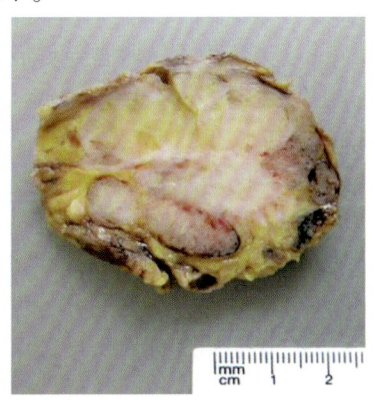

图 14-8 低分化黏液表皮样癌(大体)

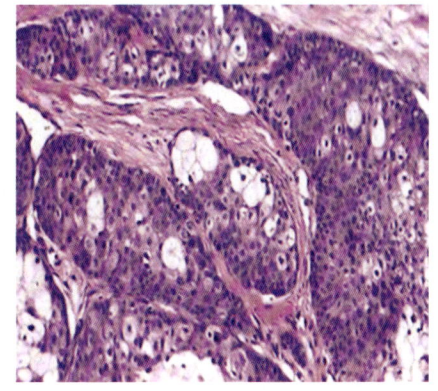

图 14-9 低分化黏液表皮样癌(镜下)

【知识拓展】

率先垂范，一世师表

林则（Ashely Woodward Lindsay，1884~1968）为加拿大人，是我国医学教育家，中国口腔医学创始人。他于1907年在中国成都首创牙科诊所，1911年扩建为牙症医院；1917年创办华西协和大学牙医学科，后扩充为牙医学院；1928年建立华西协和大学口腔医院；历任华西协和大学校务长、牙医学院院长、教授。林则所创办的华西协和大学牙医学院发展成今日的四川大学华西口腔医学院，集口腔医学院、口腔医院、口腔医学研究所于一体，其规模、技术、师资、设备达到国内一流水准。他始终倡导和推动"在中国推广现代牙医学治疗和修复，办高等牙医学教育，开展预防牙医学，开展牙医学科学研究，要做医学家而不要当拔牙匠人"，对中国现代口腔医院的创立与发展做出了杰出贡献，至今仍影响着我国口腔医学的发展。

四、实验作业

绘制腮腺多形性腺瘤、腺样囊性癌高倍镜下图并标示出相关结构。

五、病例讨论

患者，男，51岁。

主诉：一年前自感腭部有异物感，疼痛不明显。

专科检查：腭部中线片可见一个2.5 cm×3.5 cm×1.0 cm的肿物，其表面有轻度红肿，表面有一大约0.8 cm×0.7 cm的溃疡面，触之有压痛。软腭活动度良好，两侧鼻孔尚通畅，右鼻侧骨处有疼痛。

活检：①低倍镜下肿瘤细胞排列成团块状，实质间质清楚，团块状内含有筛孔状囊性腔隙，与藕的断面相似，筛孔内充满嗜酸性黏液样物质，也有少许区域为腺管状排列。②高倍镜下瘤细胞有两种，一种为导管内衬上皮细胞，立方状卵圆形，大小较一致，胞质少，胞核为圆形、较大、深染，核分裂象少见；而另一种为变异的肌上皮细胞，扁平状、梭形和不规则形。③特殊染色显示，黏液状物 PAS 弱阳性反应，阿辛蓝染色强阳性反应。

病理诊断明确后，患者行完整切除肿物及部分上颌骨手术，大体检查，肿物大小有 6.0 cm×6.5 cm×7.0 cm，质软而脆，无包膜，后又进一步做病理常规诊断。该患者随访7年，后因肿瘤复发侵犯眼球，身体衰竭而死亡，并在复发的肿瘤切片中发现肿瘤有侵犯神经和上颌骨之病变。

问题讨论：

(1)根据本项目所学和上述资料描述，该患者患的是什么病？其诊断有何依据？

(2)你学过的唾液腺肿瘤需要与哪些疾病相鉴别？举出两种疾病进行比较。

(3)腺样囊性癌的常用特殊染色是什么？

六、实践作业

1.实践项目

实践项目为唾液腺肿瘤是如何明确诊断的。

2.实践方案

(1)学生分成小组,以小组为单位进行实践。深入医院病理科,跟随所切的唾液腺肿瘤标本,经历肿瘤诊断的整个过程。以小组为单位总结该唾液腺肿瘤的病理学诊断过程。

(2)组织班会讨论:唾液腺肿瘤标本送到了哪个科室?病理学检查经过了哪些流程和环节?为什么经过几天才得出了结论?最终诊断需要什么支持?

(3)以小组为单位讲评、叙述所见过程,并表彰优秀的实践报告。

(刘安丽　徐海瑛)

项目十五
口腔颌面部其他组织来源的肿瘤和瘤样病变

【引言】

口腔肿瘤种类多,悉知发病多学说。
细胞分化差异大,借助特染免组化*。

★特殊染色和免疫组织化学

口腔颌面部发生肿瘤种类多,组织形态多样。肿瘤有良性肿瘤和恶性肿瘤,良性肿瘤如血管瘤,恶性肿瘤如口腔癌。瘤样病变是指具有肿瘤的某些特征,其本质是炎症或增生性疾病,如牙龈瘤、嗜酸性淋巴肉芽肿。本实验主要观察牙龈瘤、血管瘤、嗜酸性淋巴肉芽肿、口腔癌的病变特点。

一、实验目的

(1)掌握:常见类型牙龈瘤、口腔癌的病理变化。
(2)熟悉:血管瘤、嗜酸性淋巴肉芽肿的病理变化。
(3)了解:牙龈瘤、口腔癌、血管瘤、嗜酸性淋巴肉芽肿的临床表现。
(4)能辨认和描述牙龈瘤、口腔癌、血管瘤、嗜酸性淋巴肉芽肿的病理变化。
(5)培养学生的动手操作能力、观察能力、病理变化辨识和分析能力。

二、实验器材

(1)多媒体数码显微镜互动系统。
(2)图谱和病理组织切片(表 15-1)。

表 15-1 口腔颌面部其他来源的肿瘤和瘤样病变组织图谱和病理组织切片

疾病类型	图谱	病理组织切片
牙龈瘤	血管性牙龈瘤图谱	血管性牙龈瘤切片(HE)
	纤维性牙龈瘤图谱	纤维性牙龈瘤切片(HE)
	巨细胞性牙龈瘤图谱	巨细胞性牙龈瘤切片(HE)

续表

疾病类型	图谱	病理组织切片
血管瘤	婴儿血管瘤图谱	婴儿血管瘤切片（HE）
	海绵状血管瘤图谱	海绵状血管瘤切片（HE）
	分叶状毛细血管瘤图谱	分叶状毛细血管瘤切片（HE）
	蔓状血管瘤图谱	蔓状血管瘤切片（HE）
嗜酸性淋巴肉芽肿	嗜酸性淋巴肉芽肿图谱	嗜酸性淋巴肉芽肿切片（HE）
口腔癌	口腔癌（高分化）图谱	口腔癌（高分化）切片（HE）
	口腔癌（中分化）图谱	口腔癌（中分化）切片（HE）
	口腔癌（低分化）图谱	口腔癌（低分化）切片（HE）

三、实验内容和方法

（一）牙龈瘤

1.血管性牙龈瘤

（1）肉眼观察：主要观察颜色、质地、是否伴溃疡或出血。肉眼可见质软、红紫色包块，常伴有溃疡和出血。

（2）显微镜观察：低倍镜下，主要观察血管的数量、分布，观察间质是否水肿，是否有炎症细胞浸润；高倍镜下，主要观察血管内皮细胞是否增生。镜下可见，小血管或薄壁血管增多，间质水肿，炎症细胞浸润；血管内皮细胞增生，呈实性片块或条索状（图15-1）。

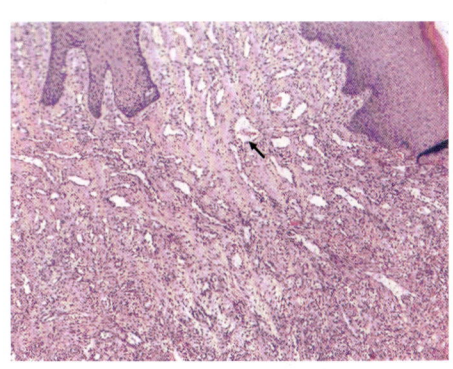

图15-1　血管性牙龈瘤
箭头示增生的小血管

2.纤维性牙龈瘤

（1）肉眼观察：主要观察包块的质地、颜色、是否有蒂。肉眼可见，有蒂或无蒂，质地坚实的包块，颜色与邻近牙龈相同，如有炎症或者血管丰富则色泽较红，如表面溃疡可有黄色纤维素性渗出物覆盖。

（2）显微镜观察：低倍镜下，主要观察是否有肉芽组织，肉芽组织是否纤维化，间质内胶原纤维是否增多；高倍镜下，主要观察胶原纤维的形态特点，浸润的细胞以何种细胞为主，是否有钙盐沉积。镜下可见，肉芽组织发生纤维化，间质内充满细胞，成纤维细胞和血管减少，胶原纤维增多；以浆细胞为主的炎性细胞浸润，有时可见局灶性钙盐沉积（图15-2）。

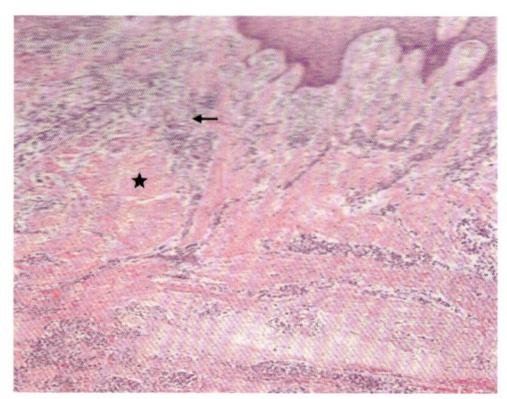

图15-2 纤维性牙龈瘤

星号示胶原纤维；箭头示炎性细胞浸润

3.巨细胞性牙龈瘤

（1）肉眼观察：主要观察肿块的颜色、是否有蒂、是否发生溃疡。肉眼可见，肿物有蒂或无蒂，呈暗红色，可发生溃疡。

（2）显微镜观察：低倍镜下，主要观察病变区内是否有破骨细胞样多核巨细胞，其形态和分布；高倍镜下，观察巨细胞的细胞核、形态和边界是否清晰。镜下可见，结缔组织内有丰富的毛细血管，炎性细胞浸润，含有破骨细胞样多核巨细胞，巨细胞周界较清楚，大小和形态不一，呈灶性聚集，灶间有纤维间隔（图15-3）。

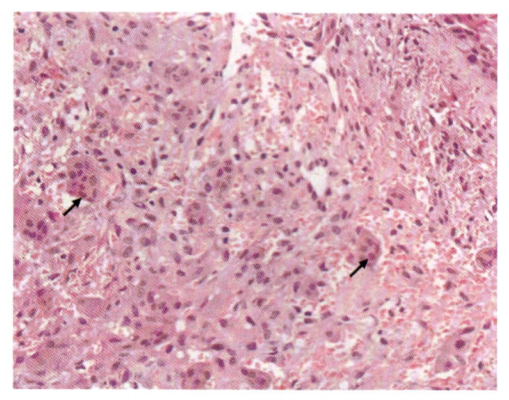

图15-3 巨细胞性牙龈瘤

箭头示巨细胞

(二)血管瘤

1.婴儿血管瘤

(1)肉眼观察：主要观察肿块的质地、颜色、是否有包膜。肉眼可见，肿块一般无包膜，质地柔软，呈浸润性生长，切面粉红色，其中充满血液。

(2)显微镜观察：低倍镜下，主要观察血管是否增生、管腔是否增大，纤维组织和脂肪组织是否丰富；高倍镜下，主要观察血管内皮细胞是否增生、形成团块，纤维和脂肪组织的丰富性。镜下可见，若是增生期，血管内皮细胞增生，形成明确的、无包膜的团块状小叶，中央可形成含红细胞的小腔隙(图15-4)；若是退化期，管腔增大明显；若是末期，病变区内有丰富的纤维组织和脂肪组织。

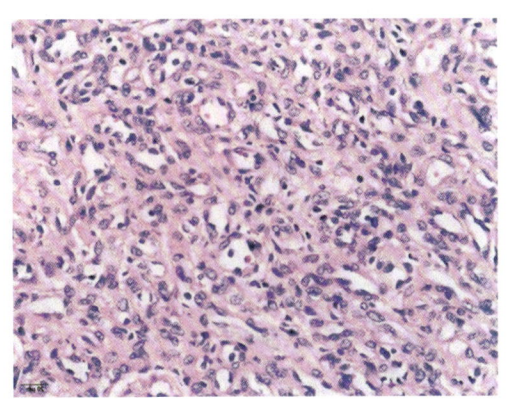

图15-4　婴儿血管瘤(增生期)

2.海绵状血管瘤

(1)肉眼观察：主要观察肿块的质地、颜色、生长特点，切面是否呈海绵状。肉眼可见，肿块一般无包膜，质地柔软，呈浸润性生长，切面呈海绵状，其中充满血液。

(2)显微镜观察：低倍镜下，主要观察血管的数量，血窦是否呈海绵状；高倍镜下，主要观察血管内皮细胞的特点，是否有血栓形成、钙化或机化。镜下可见，病变区内出现广泛扩张的壁薄、大而不规则的血管腔，腔内充满血液；大量血窦如海绵状，大小不一，形状不规则，血窦由一层扁平的血管内皮细胞组成，窦腔内充满血液；炎症细胞很少，若有血栓形成可发生钙化或机化(图15-5)。

3.分叶状毛细血管瘤

(1)肉眼观察：主要观察肿块的质地、颜色、生长特点、形态，是否有蒂，是否有溃疡。肉眼可见，肿块质地柔软，外生性生长，呈息肉状，有蒂，表面可有溃疡。

(2)显微镜观察：低倍镜下，主要观察是否有大量增生的毛细血管，是否呈分叶状，是否有肉芽组织；高倍镜下，主要观察毛细血管的结构、肉芽组织的组成成分。镜下可见，大量的毛细血管增生，增生的毛细血管呈分叶状(图15-6)。炎症反应明显，形成炎性肉芽组织，有大量增生的毛细血管和成纤维细胞，炎性细胞浸润。

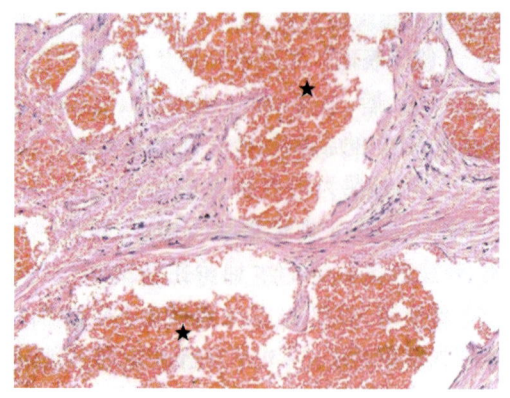

图 15-5　海绵状血管瘤
星号示血窦

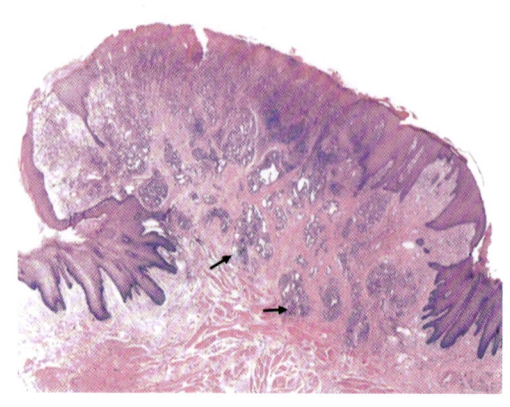

图 15-6　分叶状毛细血管瘤
箭头示分叶状毛细血管

4.蔓状血管瘤

(1)肉眼观察:主要观察肿块的质地、颜色、生长特点、形态。肉眼可见,肿物高起,呈串珠状或葡萄状,质地柔软。

(2)显微镜观察:低倍镜下,主要观察是否有大量小静脉和小动脉,血管排列是否曲折,管腔是否增大;高倍镜下,主要观察小动脉、小静脉,血管壁结构的变化,是否有增厚的现象。镜下可见,组织由大量口径较大的小静脉和小动脉组成,这些小动脉和小静脉迂回曲折,管壁增厚(图 15-7)。

(三)嗜酸性淋巴肉芽肿

(1)肉眼观察:主要观察病变组织的形态、分布、颜色。肉眼可见,增大的无痛性包块,呈对称性分布,有色素沉着。

(2)显微镜观察:低倍镜下,主要观察病变区的血管是否增生,是否有细胞浸润;高倍

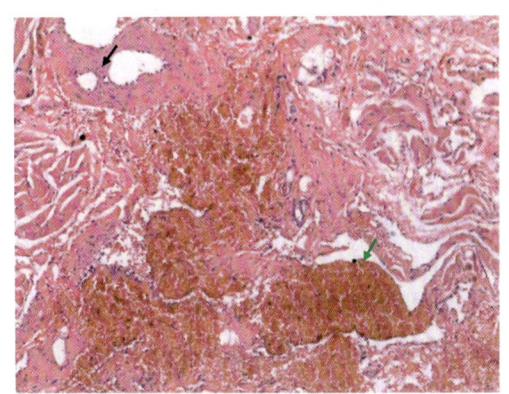

图 15-7　蔓状血管瘤

黑色箭头示小动脉;绿色箭头示小静脉

镜下,主要观察这些浸润的细胞是哪种细胞,是不是以嗜酸性粒细胞浸润为主。镜下可见,嗜酸性粒细胞和淋巴细胞灶性或弥漫性浸润,伴有血管增生,血管壁增厚;后期纤维增生明显,炎性细胞减少(图 15-8)。

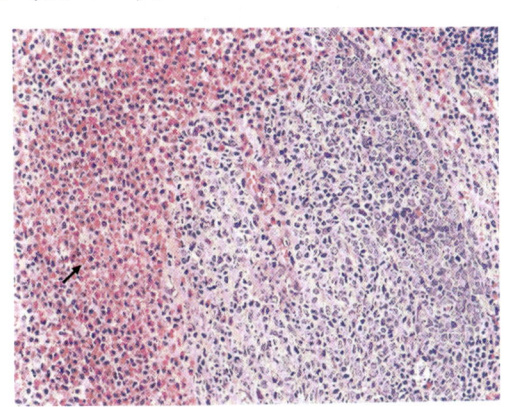

图 15-8　嗜酸性淋巴肉芽肿

箭头示嗜酸性粒细胞

(四)口腔癌

(1)肉眼观察:主要观察肿物的形态、生长特点,边缘是否外翻,是否伴有溃疡。肉眼可见,呈菜花状肿物,边缘外翻,黏膜溃疡,基底硬结,可向深处浸润性生长。

(2)显微镜观察:低倍镜下主要观察是否有癌巢,癌巢为鳞状上皮异型增生而形成的团块或条索状组织,癌巢的中心部分是否有角化珠;高倍镜下主要观察癌巢中肿瘤细胞的异型性,细胞异型性是否明显,核分裂象的多少,细胞间桥是否明显。

1)高分化鳞状细胞癌:镜下见高分化鳞状细胞癌,细胞间桥较明显,角化珠多见,核分裂象少,胞核和细胞多形性不明显(图 15-9)。

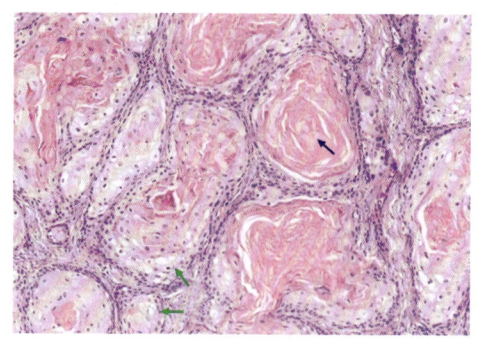

图 15-9　高分化鳞状细胞癌

黑色箭头示角化珠；绿色箭头示癌巢

2）中分化鳞状细胞癌：镜下见中分化鳞状细胞癌，角化珠少见，细胞间桥不明显，核分裂象较多，可见异常核分裂，胞核和细胞多形性较明显（图 15-10）。

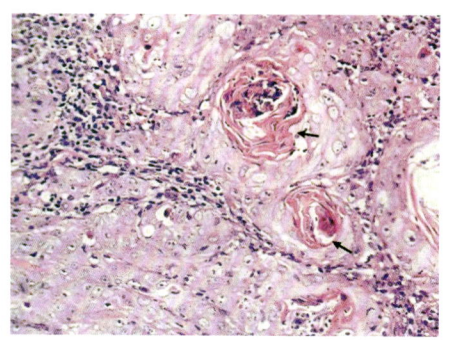

图 15-10　中分化鳞状细胞癌

黑色箭头示角化不全的细胞团，细胞有明显异型性。

3）低分化鳞状细胞癌：镜下以不成熟的细胞为主，细胞间桥几乎不能出现，罕见角化，有大量的正常或不正常的核分裂，胞核和细胞多形性明显（图 15-11）。

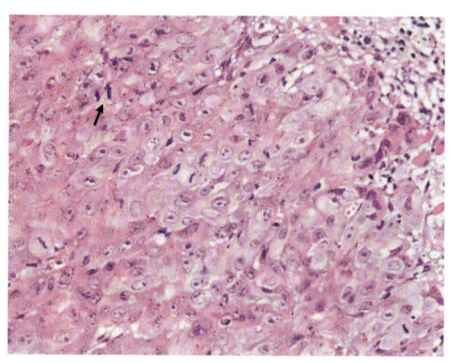

图 15-11　低分化鳞状细胞癌

箭头示核分裂

> 【知识拓展】
>
> **救死扶伤　造福患者**
>
> 　　邱蔚六院士为上海第二医科大学口腔医学院的名誉院长,是中国口腔颌面外科、头颈部肿瘤与整形外科的开拓者。他建立了以外科为主的口腔颌面部恶性肿瘤的综合序列治疗模式,率先开展颅颌面联合切除治疗晚期口腔恶性肿瘤,创造性地应用游离前臂皮瓣行软腭再造术,解决了因肿瘤切除导致的语言、吞咽等功能障碍问题,首创了经颞颌关节镜滑膜下注射硬化剂治疗颞颌关节脱位,建立了中国第一株人舌癌及涎腺癌细胞系。他曾做手术数万台,近2000例的游离组织瓣移植手术成活率达98%,为颌部癌症晚期的患者安装假上颌骨恢复其语言功能与容颜,使口腔癌、涎腺癌的5年生存率(65%、70%)和生存质量跃居世界先进水平。他在60多年的从医生涯中,始终以病人为中心,不断挑战医学"禁区",创造了一个又一个生命奇迹,为"中国式口腔颌面外科"创造了诸多"第一"。

四、实验作业

绘制口腔高分化鳞状细胞癌高倍镜下图,标注上皮、固有层、癌巢、角化珠等结构,并简要描述其结构特点。

五、病例讨论

患者,男,43岁。

主诉:10个月前无意中发现左舌部边缘溃疡,约绿豆粒大小,肿物逐渐增大,未治疗。

专科检查:入院后检查发现,舌左侧缘有一溃疡型肿物,约 3.5 mm×3 mm 大小,与周围组织界线不清。

活检:取组织行活检检查,镜下复层鳞状上皮增殖,增殖的上皮侵入结缔组织内,形成癌巢,角化珠多见,细胞间桥较明显,核分裂象少,胞核和细胞多形性不明显。

问题讨论:

(1)诊断该患者是什么疾病。

(2)确诊的病理学依据是什么?

六、实践作业

1.实践项目

实践项目为口腔癌早期检查方法。

2.实践方案

(1)组织学生分成小组,以小组为单位深入医院口腔科进行调查,同时查阅文献,调查和收集临床上应用的口腔癌早期检查技术方法,包括技术方法的原理、操作和用途。以小组为单位整理一份"口腔癌早期检查技术方法的临床应用"的调查报告。

(2)走进社区、走进乡村,进行防口腔癌科普知识宣讲,介绍早期癌筛查的方法,倡导健康生活方式,戒烟戒酒合理运动,提高防癌体检意识,唤醒民众对防癌的认识和理解。

(3)实践活动结束后,结合参加社会实践活动对所见所闻有新的理解和感悟,进行实践报道或组织学生整理总结报告。

(徐海瑛)

第二篇 综合实验

【引言】

情系口腔多阅片,理论实验不可偏。
三基内容堪重要,不时相聚数字端。

为贯彻落实《国家职业教育改革实施方案》,对接基层口腔医生岗位能力考核标准和口腔助理执业医师考试标准,遵循学生学习心理发展的基本规律,本实验教材打破以学科(胚胎学、组织学和病理学)为中心的课程模式,按照临床疾病分科,以器官系统为主线,重组课程体系,采用模块教学,将同一组织的正常结构、病理变化划分为一个模块进行,逐步形成"以器官为中心"的5个实训模块,前呼后应,强化核心知识点,对接职业考点。综合实验具体如下:①口腔颌面部发育基础与疾病:基础部分讲述口腔颌面部发育、牙体组织发育,疾病部分涉及颌面部发育异常、牙发育异常、牙源性囊肿、牙源性肿瘤等除发育外的颌面部疾病;②牙体组织基础与疾病:主要讲述牙体组织形态学结构、龋病、牙髓、根尖周病相关疾病;③牙周组织基础与疾病:包括牙周组织的组织形态学结构、非发育性牙周组织相关疾病;④口腔黏膜基础与疾病:涵盖口腔黏膜组织结构和非发育性口腔黏膜相关疾病;⑤唾液腺基础与疾病:包括唾液腺组织结构、唾液腺炎症和唾液腺肿瘤等疾病。

项目十六 口腔颌面部发育基础与疾病

【引言】

上颌球唇联联看,上唇鼻翼面颊连。
口角形成彼此顾,八周形成人形面。
不积硅步无千里,面突不联丑陋显。
牙齿发育环相扣,不同囊肿追溯源。

一、实验目的

(一)口腔颌面部发育学

(1)掌握:颌面部的基本发育过程;牙胚的组成;牙胚蕾状期、帽状期和钟状期形态分化和细胞分化特征。
(2)熟悉:牙齿硬组织形成规律。
(3)了解:颌面部常见发育畸形的发生背景;牙板的形态和结局。

(二)口腔颌面部病理学

(1)掌握:口腔颌面部囊肿的一般病理学特点;常见口腔颌面部囊肿,如含牙囊肿、牙源性角化囊肿的病理变化;成釉细胞瘤、牙源性腺样瘤的组织学特征。
(2)熟悉:牙发育的主要畸形;常见颌面部软组织囊肿、鳃裂囊肿、黏液囊肿的病理变化;常见牙源性肿瘤的临床特点和组织发生。

二、实验器材

(1)多媒体数码显微镜互动系统。
(2)图谱、切片见表20-1。

表 20-1　颌面部组织病理图谱、切片

胚胎学模型、图谱、切片	病理学切片
颌面部发育模型	皮样和表皮样囊肿切片
颌面部发育图谱	鳃裂囊肿切片
第 11 周人胚头部矢状断面切片	甲状舌管囊肿切片
牙发育图谱	黏液囊肿切片
人胚第 5 周头部冠状切片	含牙囊肿切片
蕾状期牙胚切片	牙源性角化囊性瘤切片
帽状期牙胚切片	牙源性钙化囊性瘤切片
钟状期牙胚切片	成釉细胞瘤切片
乳牙萌出切片	牙源性钙化上皮瘤切片
乳恒牙替换切片	牙源性腺样瘤切片
	混合性牙瘤切片
	釉质钙化不全切片
	遗传性乳光牙本质切片
	四环素牙切片

三、实验内容和方法

(一) 口腔颌面部发育

1. 面部发育过程(表 20-2)

在胚胎第 3 周额鼻突的下方出现第一鳃弓——下颌弓。约胚胎 24 天下颌弓出现上颌突。约 28 天时额鼻突下方鼻凹和嗅窝出现,将额鼻突分为 1 个中鼻突和 2 个侧鼻突。胚胎第 5 周,中鼻突生长迅速,其末端出现 2 个球形突起,称球状突。在胚胎的第 6 周,面部突起一面继续生长,一面与相邻和对侧的突起联合。

(1) 中鼻突的 2 个球状突向下生长,形成人中和带有切牙的上颌骨和原发腭。

(2) 上颌突自两侧向中线方向生长,与球状突融合形成上唇。

(3) 上颌突和侧鼻突融合形成鼻梁的侧面和鼻泪管。

(4) 上颌突和下颌突由后向前联合形成面颊部,联合的终点即口裂的终点(口角)。

(5) 下颌突在中线联合形成下唇、下颌软组织、下颌骨和下颌牙。

表 20-2 各突起及其衍生物

起源	数量/突起		软组织形成物	硬组织形成物
额鼻突	1个中鼻突	2个球状突	鼻梁、鼻尖、鼻中隔各软组织	筛骨、犁骨、前颌骨、上颌切牙、鼻骨
			上颌切牙牙龈、腭乳头、上唇中部	
	2个侧鼻突		鼻侧面、鼻翼、部分面颊	上颌骨额突、泪骨
第一鳃弓	2个上颌突		上唇、上颌后牙牙龈、部分面颊	上颌骨、颧骨、腭骨、上颌磨牙和尖牙
	2个下颌突		下唇、下颌牙龈、面颊下部	下颌骨和下颌牙

2.面部发育异常

(1)唇裂:多见于上唇,是球状突和上颌突未联合或部分联合所致,有正中单双侧完全性和不完全性之分。

(2)面裂:较唇裂少见,上颌突与下颌突未联合或部分联合将发生横面裂;上颌突与侧鼻突未联合将形成斜面裂。侧鼻突与中鼻突之间发育不全,在鼻部形成纵行的侧鼻裂。

(3)腭裂:为一侧侧腭突和对侧侧腭突及鼻中隔未融合或部分融合的结果。单、双侧均可发生,常伴有颌裂。从轻的腭垂裂到重的自切牙孔至腭垂全部裂开不等。

(4)颌裂:上颌裂为前腭突与上颌突未能联合或部分联合所致,常伴有唇裂或腭裂。

(二) 牙体发育

1.牙板、成釉器的形成

(1)原发性上皮带:胚胎第5周,原始口腔的上皮在未来的上下颌牙弓区内,外胚层间充质细胞诱导上皮细胞增生、变厚,形成马蹄形的上皮带(图2-1)。

(2)牙板:胚胎第7周,原发性上皮带迅速分成2个部分,即向颊(唇)方向生长的前庭板、向内增生位于舌侧的牙板。

(3)成釉器:胚胎第8周,牙板在与乳牙相应的区域内继续向深部增生,各形成10个膨大的上皮团,是将来产生乳牙釉质的原始器官。

(4)牙板的结局:牙板是成釉器发生过程中的过渡组织,钟状期牙板发生破裂,牙胚失去与口腔上皮的联系,牙胚之间的牙板也发生变性,其残余可留在颌骨或牙槽黏膜中。婴儿出生后不久,偶见牙槽黏膜上出现针头大小的白色突起,即为上皮珠,俗称马牙,可自行脱落。

2.成釉器的发育

(1)蕾状期:胚胎第8周,在牙胚最末端20个定点位置上,牙板局部上皮增生,形成球形的上皮细胞团,状似花蕾,称牙蕾。其组织学特征是一团处于未分化阶段的上皮细胞,其细胞形态类似基底细胞,呈立方形或矮柱状(图2-2)。

(2)帽状期:由于牙蕾各部分的生长发育不一致,细胞团中央近间充质部分向内凹陷。此时的成釉器形状似帽子,称帽状期成釉器。帽状期成釉器的细胞分化为内釉上皮层、外釉上皮层、星网状层。成釉器凹陷的部分围绕的间充质称为牙乳头。在牙乳头和成釉器外围的间充质细胞也增生,包绕牙乳头和成釉器,称牙囊。成釉器、牙乳头和牙囊这3个结构合称牙胚。帽状早期牙胚肉眼或放大镜观察可辨认口腔和颌等;低倍镜可观察颌、唇、牙板、牙胚、前庭板;高倍镜可观察帽状成釉器分化出的三层细胞的形态特征、牙乳头的形态特征(图2-3)。

(3)钟状期:在胚胎发育第11~12周时,随着成釉器和牙乳头不断增大,成釉器从帽状期向钟状期转变。此时,内釉上皮凹陷更深,其周缘继续生成,牙乳头增大,使成釉器的外形似吊钟,称钟状期。钟状期成釉器的细胞分化为内釉上皮层、外釉上皮层、星网状层、中间层。钟状期肉眼或放大镜观察可辨认舌、唇、下颌骨及钟状期牙胚;低倍镜可观察牙板、成釉器、牙乳头、牙囊(图2-4);高倍镜可观察成釉器(内釉上皮、中间层、星网状层、外釉上皮)、乳头(细胞密集、纤维少、血管丰富)、牙囊(环绕成釉器、牙乳头的外胚间充质,内含丰富血管)、牙板(不规则上皮细胞索)。釉质形成:釉质是成釉器内釉上皮分化成的成釉细胞形成的。成釉细胞是高度特异性的唯一能产生釉质的上皮细胞。釉质形成包括2个阶段:细胞分泌有机质并立即部分矿化;釉质进一步矿化,与此同时大部分有机质和水被吸收,即釉质成熟。

3.牙乳头的发育

(1)牙本质形成:牙乳头是决定牙形态的重要因素。牙胚发育至钟状期晚期,成釉器的内釉上皮分化成熟,并诱导与内釉上皮基底膜相接触的牙乳头细胞分化成高柱状的成牙本质细胞。成牙本质细胞产生有机物,矿化后形成牙本质。牙本质形成活动将持续终生,并根据需要可形成新生牙本质。

(2)牙髓形成:牙髓来自牙乳头。牙髓刚形成时,中心处是密集的小而未分化的间充质细胞,呈星状,细胞间质少,细胞核相对较大。随着牙髓的发育,这些中心处的细胞分化为成纤维细胞,即牙髓细胞。

(3)牙根形成:当冠部牙体组织发育即将完成时,由内釉和外釉细胞构成的颈环细胞向根方继续增生,形成了上皮根鞘。上皮根鞘继续生长,离开牙冠,向牙髓方向呈45°弯曲,形成上皮隔。上皮隔围成一个向牙髓开放的孔及未来的根尖孔。

4.牙齿发育过程中的三种上皮剩余

在某些情况下,残留的上皮剩余,可成为牙源性上皮性肿瘤或囊肿的起源。这三种上皮剩余分别是:①Serres上皮剩余,也叫牙板上皮剩余,是指成釉器到钟状期末牙板被间充质侵入而断裂,并逐渐退化和消失,但是有时残留的牙板上皮以上皮岛或上皮团的形式存在于颌骨或牙龈中。婴儿出生不久偶见牙龈上出现针头大小的白色突起,俗称马牙,即为上皮珠。②缩余釉上皮为釉质发育完成后,成釉细胞、中间层细胞和星网状层细胞与外釉上皮细胞结合,形成一层鳞状上皮覆盖在釉小皮上,称为缩余釉上皮。当牙萌出到口腔中,缩余釉上皮在牙颈部形成牙龈的结合上皮。③Malassez上皮剩余,在牙周膜中,邻近牙根表面的纤维间隙中可见到小的上皮条索或上皮团,与牙根表面平行排列,称为Malassez上皮剩余,这是牙根发育期上皮根鞘残留下来的上皮细胞。

5.恒牙胚与乳牙胚

同一牙槽窝中乳牙胚大,恒牙胚小。显微镜观察乳牙胚在牙槽窝内,与相对应的口腔上皮有一段距离,其突出特点是:釉基质冠端断离缺失;牙本质基质已开始钙化;成釉器的冠端,内釉上皮、中间层、星网状层和外釉上皮被压缩为数列扁平上皮细胞,包绕在釉质和釉基质周围,称为缩余釉上皮。恒牙胚位于乳牙舌侧。上皮珠:自口腔黏膜延续于恒牙胚的冠端,呈串珠样的上皮团,较大的团块中央角化染成红色。

6.乳牙萌出

乳牙突破了口腔黏膜,牙尖萌出,恒牙胚在乳牙的舌侧。显微镜:乳牙釉质已钙化,因制片脱钙而丢失。牙根正在形成,尚可见上皮隔。牙槽窝正在形成,在其内侧壁可见成层排列的成骨细胞。恒牙胚在乳牙的舌侧,之间有新形成的牙槽骨相隔。

7.乳恒替换

下颌中切唇舌断面:观察恒牙在萌出过程中与乳牙位置关系的改变,注意乳牙和牙槽骨被吸收的现象。

(三)口腔颌面部病理学

1.皮样和表皮样囊肿

囊壁衬里为复层鳞状上皮,上皮较薄,厚度不等;结缔组织囊壁内无皮肤附属器(图12-3)。

2.鳃裂囊肿

囊壁衬里上皮为复层鳞状上皮,表层无角化,基底无上皮钉突。纤维囊壁内含大量淋巴样组织并形成淋巴滤泡(图12-4)。

3.甲状舌管囊肿

内衬假复层纤毛柱状上皮,纤维囊壁内有甲状腺滤泡(图12-5)。

4.黏液囊肿

囊肿表面有正常的口腔黏膜,其下方有囊腔;囊壁为纤维组织,其中毛细血管扩张充血,并有少量的炎细胞浸润;囊腔内有黏液,其中有少量的慢性炎症细胞和巨噬细胞;囊肿一侧有少量的小唾液腺组织及肌肉组织(图12-6)。

5.含牙囊肿

(1)肉眼观:囊肿内含有一牙齿的牙冠(图12-1)。

(2)镜下观(图12-2):囊壁上皮为复层鳞状上皮,部分上皮较薄,只有2~3层,部分区域继发感染,上皮增生,并出现上皮钉突。囊壁外层为环形排列的纤维组织,囊壁附着于牙颈部。

6.牙源性角化囊性瘤(牙源性角化囊肿)

(1)肉眼观:剖面见多房性囊性病变,囊腔大小不一,囊壁较薄,壁上时有灰黄色的角化物(图13-8)。

(2)镜下观(图13-9):囊壁上皮为复层鳞状上皮,较薄,5~8层,一般无上皮钉突。上皮表层有角化,呈波浪状。棘层较薄。基底层排列整齐,立方形或砥柱状,核染色较深。部分切片的纤维囊壁中有微小囊肿。纤维囊壁中尚可见到胆固醇沉着及异物巨细胞反应。

7.牙源性钙化囊性瘤(牙源性钙化囊肿)

(1)肉眼观:单囊或多囊,囊内有钙化物。

(2)镜下观(图13-10):囊壁由上皮和纤维组织组成,上皮细胞似成釉器细胞。基底细胞栅栏状,其上方细胞排列疏松,似星网状细胞。上皮和纤维囊壁内可见影细胞及其团块。基底细胞附近有粉红样牙本质样物质团块。

8.成釉细胞瘤

(1)肉眼观:下颌骨体部和下颌角膨大,剖面见颌骨内有一多囊性病变,囊壁较厚,灰白色,肿瘤破坏下颌骨下缘(图13-1)。

(2)镜下观:肿瘤由肿瘤上皮细胞和纤维组织间质组成。肿瘤上皮排列成滤泡状或条索状,周围为柱状或立方形细胞,中央为星网状细胞。有的上皮团块中央发生囊性变或鳞状化生。部分区域可见肿瘤上皮与口腔黏膜上皮相连接(图13-2)。

9.牙源性钙化上皮瘤

(1)肉眼观:下颌磨牙区有一骨性肿块,剖面灰黄,并见黄色钙化灶,肿瘤无明显界线。

(2)镜下观:肿瘤由上皮细胞和纤维间质组成。上皮细胞呈多边形,包膜清晰,胞质嗜酸性,胞核圆或卵圆形,核较大,可见双核或多核,核仁清楚。细胞排列成片状、岛状或筛状。肿瘤细胞间有散在的嗜伊红物质及钙化团块。肿瘤间质为少量纤维组织。

10.牙源性腺样瘤

(1)肉眼观:肿瘤包膜完整,切面呈囊性或实性,实性灰白,囊腔大小不等,腔内为淡黄或血性液体(图13-6)。

(2)镜下观:肿瘤由实性上皮团块组成,间质较少。由梭形或立方状上皮组成玫瑰花瓣样结构。由立方或柱状细胞组成腺管状结构,胞核远离腔面。由多边形鳞状细胞组成小结节。由圆形或梭形细胞组成筛状或梁状结构,位于肿瘤周边或实性胞巢之间。肿瘤内有许多紫红色釉基质样物质(图13-7)。

11.混合性牙瘤

(1)肉眼观:一团钙化组织表面不规则,剖面部分白色线条状,为釉质,部分淡黄色,为牙本质和牙骨质。

(2)镜下观:肿瘤周围有不完整之包膜。肿瘤中釉质、牙本质、牙骨质和牙髓排列紊乱。釉质紫红色,横切面鱼鳞状,纵切面纤维状。牙本质红色和暗红色,可见牙本质小管。牙骨质红色,其边缘有深紫色的反折线。牙髓与牙乳头组织相似,有时表面可见成牙本质细胞。另外还可见牙源性上皮,有的呈成釉器样,有的呈条索状。

12.牙的形态、结构发育异常

(1)形态异常:畸形中央尖、畸形舌侧尖、双生牙、融合牙、结合牙。

(2)结构异常:牙釉质结构异常(Turner牙、氟牙症)。

(3)牙本质结构异常、牙骨质结构异常:肉眼观察可见牙冠呈球形,颈部缩窄,根管细短。显微镜观察可见釉质剥脱,髓周牙本质小管减少,方向紊乱。

四、思考题

(1)简述牙齿的发育过程,钟状期成釉器的特点。

(2)简述牙釉质发育不全的特点。

(3)简述成釉细胞瘤的病理变化。

(4)额鼻突通常出现的发育障碍可导致哪些颌面部畸形?

五、病例讨论

患者,女,29岁,发现右面部逐渐变大3年。X线片显示右侧上颌骨圆形、界线清楚的肿块,可见不等量的和不规则的钙化阴影。诊断:上颌骨骨化性纤维瘤。

问题讨论:

(1)活检上颌骨可能发现哪些病理变化?

(2)患者病情进一步发展可能出现哪些继发改变?

(张喜凤　刘丹凤)

项目十七 牙体组织基础与疾病

【引言】

口腔牙齿三十二,挺拔紧排不矜持。牙冠露外根扎内,宁折不弯是风骨。

龋病/髓病炎疾患,发育障碍常显见。肿瘤病变诊仔细,显微镜下辨"忠奸"。

一、实验目的

(一) 牙体组织学

(1) 掌握:牙釉质、牙骨质、牙本质、牙髓的组织结构。

(2) 熟悉:牙本质小管的形态、走行方向及成牙本质细胞突起的分布;牙本质中钙化程度不同的各种组织学现象及牙本质的反应性变化;牙髓的增龄性变化。

(3) 了解:釉质超微结构;牙本质的神经支配;牙骨质的分类。

(二) 牙体病理学

(1) 掌握:早期釉质龋、牙本质龋的病理变化;牙髓炎、根尖周炎的病理变化。

(2) 熟悉:釉质龋、牙本质龋、牙骨质龋的病变进展过程;各型牙髓病的病理变化及根尖周病的发展过程。

(3) 了解:龋病的超微结构变化。

二、实验器材

(1) 多媒体数码显微镜互动系统。

(2) 图谱、切片和磨片(表16-1)。

表16-1 牙体组织病理图谱、切片和磨片

组织学图谱、切片、磨片	病理学图谱、切片、磨片
牙体组织图谱	龋病图谱

续表

组织学图谱、切片、磨片	病理学图谱、切片、磨片
前牙纵磨片	平滑面釉质龋磨片
后牙纵磨片	窝沟龋磨片
牙冠横磨片	牙本质龋磨片
前牙唇舌向牙体牙周组织切片	牙本质龋切片
磨牙远近中牙体牙髓切片	牙髓炎图谱
	急性浆液性牙髓炎切片
	急性化脓性牙髓炎切片
	慢性增生性牙髓炎切片
	牙髓的空泡变性和钙化切片
	慢性根尖周病(脓肿、肉芽肿)图谱
	根尖周肉芽肿切片
	根尖周脓肿切片
	根尖周囊肿切片

三、实验内容和方法

(一) 牙体组织学

1.牙釉质(磨片、切片见同步实验项目三)

(1)肉眼观察:牙釉质的外形、分布及厚度变化。牙釉质是人体中最硬的组织,淡黄色或乳白色半透明状。厚薄不一,在切牙的切缘和磨牙的牙尖处最厚,为 2~2.5 mm。自切缘或牙尖处向牙颈部逐渐变薄,颈部呈刀刃状。

(2)低倍镜观察:釉质生长线,注意其形态及走行特点;后牙窝沟形态;釉质牙本质界;釉板形态及贯穿宽度。

(3)高倍镜观察:可见釉柱和柱间质、釉柱横纹的形态;直釉、绞釉的分布特点;暗视野显微镜可辨认釉柱及釉柱横纹、直釉柱或绞釉柱(牙尖或切缘、牙颈部及窝沟釉柱排列方向不同)、釉梭、釉丛、釉板、釉质生长线及釉质牙本质界。

2.牙骨质

(1)肉眼观察:可见牙骨质覆盖于牙根表面,色淡黄。

(2)显微镜观察(图4-6):低倍镜下可见无细胞性牙骨质、细胞性牙骨质、类牙骨质、釉牙骨质界与牙本质-牙骨质界。高倍镜下可见牙骨质(牙根部牙本质的外表面层板状结构)及穿通纤维;牙骨质陷窝形态、分布情况;细胞性牙骨质和无细胞牙骨质分布的一般规律;牙颈部牙骨质与牙釉质的连接方式;牙骨质的增龄性变化。

3.牙本质

(1)肉眼观察:牙本质在牙体中的分布、形态、色泽及厚度。颜色淡黄,其冠部表面覆有牙釉质,而根部覆盖牙骨质。

(2)低倍镜观察:釉质牙本质界,牙本质小管的形态及走行方向,沿途及末梢分支情况;球间牙本质的形态及分布(多见于冠端,靠近釉质牙本质界)(图4-1、图4-9)。原发性牙本质、继发性牙本质(图4-3)、前期牙本质、透明牙本质、修复性牙本质和牙本质死区(图4-4);托姆斯颗粒层(图4-2),见于根部牙本质透明层内侧,为一颗粒状的未钙化层;牙本质小管、管周牙本质及管间牙本质。

(3)高倍镜观察:牙本质小管的形态及方向(图4-8),球间牙本质等。

4.牙髓

(1)肉眼观察:髓室、髓角、根管及根尖孔的形态;牙髓腔内的疏松结缔组织。

(2)显微镜观察(图4-11、图4-12):牙髓由外向内的分层结构(单层柱状成牙本质细胞层、乏细胞层、多细胞层和髓核),牙髓内的纤维、神经、血管特点及分布情况,成牙本质细胞在髓室、根管及近根尖部形态的变化(高柱状到立方形到扁平状)。

(二) 牙体病理学

1.龋病

(1)釉质平滑面龋

肉眼观察:病变呈白垩色、淡黄色或黄棕色。龋损区呈倒锥体形,锥尖向着釉质牙本质界,底向着牙表面。

显微镜观察(图8-1):透明层—暗层—病损体部—表层。透明层与正常釉质相连,釉柱结构不清,约为50%的标本可见此层。暗层位于透明层表面,釉柱结构消失或模糊不清,呈灰黑色或暗黄色。病损体部是病变的主要部分,位于暗层表面,生长线、柱间质和横纹明显。表层位于最表面,结构相对完整。

(2)窝沟龋

周围的釉质和与窝沟相延续的釉板周围有色素沉着;釉柱横纹和釉质生长线明显,柱间质变宽;釉质中的浑浊区呈无结构样。有的磨片见釉质透明层。窝沟龋下方的牙本质,有的有色素沉着,有的形成死区,有的见透明牙本质。相应的髓腔端有修复性牙本质形成(图8-2)。

(3)牙本质龋

肉眼观察:呈锥体形,锥底位于釉质牙本质界,锥尖向着髓腔,淡黄色或黄色。

显微镜观察(图8-3、图8-4、图8-5、图8-6):透明层—脱矿层—细菌入侵层—坏死崩解层。透明层比较透亮,在大多数磨片中都比较窄,一般无色素沉着。脱矿层位于透明层表面,牙本质小管形态比较完整,基本无细菌侵入。部分牙本质小管内成牙本质细胞突起变性,充满空气,镜下呈暗黑色不透光区,称为死区。细菌侵入层位于脱矿层表面,牙本质小管破坏,形成坏死灶。坏死崩解层为病变最外层,在制片过程中几乎全部脱落或残留少量结构不清的组织。修复性牙本质位于龋相对应的髓腔壁上,牙本质小管数目减少,小管排列紊乱。

2.牙髓病

(1)急性浆液性牙髓炎:颈部牙本质龋腐败崩解层和细菌侵入层形成龋洞,与龋洞相对应的髓腔端有修复性牙本质形成。牙髓充血位于髓角处,该处血管扩张充血,成牙本质细胞层消失。浆液性渗出液积聚于牙髓纤维间(图9-1)。

(2)牙髓脓肿:脓腔位于一侧髓角下方,腔内有浓液,脓肿壁血管扩张充血,一定量中性粒细胞和淋巴细胞、浆细胞浸润(图9-2)。

(3)慢性溃疡性牙髓炎:肉眼观察可见牙本质龋已穿髓。显微镜观察可见髓室顶仍有少量龋坏牙本质,髓室内有肉芽组织,牙髓冠端有密集的炎细胞,包括中性粒细胞、淋巴细胞、浆细胞。根管内牙髓血管扩张充血,并伴有成纤维细胞增生、纤维增多、钙化(图9-3)。

(4)牙髓弥漫性钙化:牙髓内有弥漫性的钙质小体,有的相互融合成不规则的钙化团块,沿神经或纤维分布。变性的神经尚可辨认,血管扩张充血(图9-7)。

(5)牙髓渐进性坏死:牙本质表层完整无损,近牙髓腔面有牙本质内吸收现象,偶见破骨细胞。冠端牙髓坏死,中部牙髓有大量炎细胞浸润,脓肿形成,根端有钙化。

(6)牙髓空泡变性及网状萎缩:成牙本质细胞之间形成水泡,挤压邻近成牙本质细胞,形成稻草束(图9-5)。牙髓细胞减少,纤维增生形成网架,网架之间充满液体(制片过程中液体失掉)。

(7)增生性牙髓炎:肉眼观察可见牙髓腔暴露,牙髓息肉形成,肉芽组织表面可发生溃疡。显微镜观察可见牙髓腔暴露,牙髓腔内充满肉芽组织,其毛细血管和纤维细胞增生,慢性炎症细胞浸润(图9-4)。

3.根尖周病

(1)根尖周脓肿:残根管内见牙髓组织坏死。根尖病变见根尖部有一团软组织与之相连,其周围为环形排列的纤维组织,中央为脓腔,腔内有大量中性粒细胞及出血,腔壁为肉芽组织(图9-8)。

(2)根尖周肉芽肿:残根管内牙髓增殖坏死。根尖部有一团软组织,其周围为环形排列的纤维组织,中央为炎性肉芽组织,伴大量中性粒细胞及淋巴细胞、浆细胞、泡沫细胞浸润,并有增生上皮(图9-9、图9-10)。

(3)根尖周囊肿:囊腔内含变性坏死物,其中有少量慢性炎症细胞、巨噬细胞、泡沫细胞。囊壁内层为复层鳞状上皮,部分上皮增生,部分区域上皮脱落。囊壁外层为环形排列的纤维组织,其中有慢性炎症细胞浸润。

四、思考题

(1)简述牙釉质、牙本质、牙骨质的基本结构和牙髓的主要细胞。

(2)简述早期釉质龋的动态变化过程以及龋病病理变化的临床意义。

(3)比较三型慢性牙髓炎。

(4)急性浆液性根尖周炎和急性化脓性根尖周炎在临床上和病理上有何不同？急性化脓性根尖周炎的脓液可通过哪些途径排出？

五、病例讨论

患者,男,42岁。因左上后牙疼痛3天就诊。3天前自觉左上后牙遇冷热刺激疼痛,常出现阵发性剧痛,并放射到同侧眼部,昨天夜间疼痛剧烈,不能睡眠。半年前在市区医院做过龋修补术。口腔检查:左上6牙颌面深龋,探诊刺激和机械去腐反应较敏感,叩痛(−),牙齿无明显松动,冷刺激(+++),刺激去除后疼痛持续较长时间。牙龈无红肿,X线检查提示根尖周无明显异常。

问题讨论:

(1)请做出诊断。

(2)请解释患者临床表现的病理学基础。

（张喜凤　刘丹凤）

项目十八

牙周组织基础与疾病

【引言】

守望牙齿之美好,关注牙周之改变!
认知牙囊之发育,理解病变之根源!

一、实验目的

(一)牙周组织学

(1)掌握:牙龈、牙周膜、牙槽骨组织结构;牙周膜主纤维束排列及走行特点;固有牙槽骨的形态;骨新生和骨吸收的形态特点。

(2)熟悉:牙龈结合上皮与牙面的附着关系;牙龈部分纤维束的排列及走行方向;龈谷的结构特点;牙周膜中各种细胞的分布及形态。

(3)了解:牙周膜厚度及牙槽骨生理条件下的组织结构。

(二)牙周病理学

(1)掌握:慢性龈炎的病理变化;慢性牙周炎的病理变化。
(2)熟悉:边缘性龈炎、增生性龈炎的病理变化。
(3)了解:根尖病的临床表现。

二、实验器材

(1)多媒体数码显微镜互动系统。
(2)图谱、切片和磨片(表 17-1)。

表 17-1 牙周组织病理图谱、切片

组织学图谱、切片	病理学切片
牙周组织图谱	边缘性牙龈炎切片
前牙牙周组织切片	增生性牙龈炎切片
磨牙牙周组织切片	

续表

组织学图谱、切片	病理学切片
	慢性牙周炎切片
	纤维性牙龈瘤切片
	血管性牙龈瘤切片
	牙龈恶性黑色素瘤切片

三、实验内容和方法

(一) 牙周组织学

1.牙龈(图 5-1、图 5-2)

(1)肉眼观察:牙体、牙龈、龈沟、牙周膜及牙槽骨的位置关系。

(2)显微镜观察:龈沟、牙龈的表面上皮、龈沟内上皮和结合上皮。观察牙龈的固有层结构,由致密结缔组织组成,其中的胶原纤维交织排列,根据排列方向的规律性可分为以下五组:①龈牙组;②牙槽龈组;③环行组(难以分辨);④牙骨膜组;⑤越隔组。

2.牙周膜(图 5-3、图 5-4)

(1)肉眼观察:牙周膜的位置及厚度。

(2)显微镜观察:牙周膜的整体结构,辨认牙周上皮剩余,近牙颈部较易见。牙龈及牙周膜主纤维束的排列和分布方向:牙槽嵴组、水平组、斜形组、根尖组。

3.牙槽骨(图 5-5)

(1)肉眼观察:牙槽骨的分布及轮廓。

(2)镜下观察:牙槽嵴、牙槽骨。固有牙槽骨的束状骨、层板骨及哈弗氏系统。松质骨中骨小梁的方向;通过牙槽骨进入牙周膜的血管;牙周上皮剩余。固有牙槽骨中的穿通纤维及束状骨的形态,牙槽骨的新生及吸收;牙周膜的成纤维细胞、成牙骨质细胞等。

(二) 牙周病理学

1.牙龈病

(1)牙龈增生:区分牙龈表面上皮及沟内上皮;牙龈表面有无点彩;牙龈上皮过度增生;固有层胶原纤维增生,可见玻璃样变;固有层内有慢性炎细胞浸润,以浆细胞为主(图 10-2)。

(2)边缘性龈炎:牙面有龈上及龈下菌斑附着。牙间龈乳头有炎症,上皮增生。牙龈沟内上皮及结合上皮增生。增生上皮网眼中及其下方结缔组织中有慢性炎细胞浸润。牙龈龈缘糜烂(图 10-1)。

2.牙周病

(1)慢性牙周炎:①牙颈部牙骨质表面附着淡紫色或紫红色牙石,部分牙石表面尚可见炎性渗出物;②牙龈表面上皮呈网状增生,固有层乳头较浅,血管扩张充血,慢性炎症细胞浸润;③牙周袋袋壁上皮网状增生,固有层乳头较浅,血管扩张充血,慢性炎症细胞浸润,结合上皮向根方增殖,并出现上皮钉突;④牙槽骨嵴顶有吸收,表面有慢性炎症细胞浸润;⑤慢性炎症细胞浸润,在磨牙根分叉牙周膜中有大量慢性炎症细胞浸润,伴脓肿形成,根面牙骨质及牙槽骨吸收,在吸收处有破骨细胞(图10-3)。

(2)牙周脓肿:在磨牙根分叉处牙龈坏死。菌斑附着在牙根分叉表面。固有层内有大量中性粒细胞浸润,其间有菌团出现。

3.牙龈瘤

①肉芽肿性牙龈瘤:肿物中有丰富的成纤维细胞、血管和大量炎细胞,表面上皮增生;②纤维性牙龈瘤:肿物由大量胶原纤维构成,另有少量慢性炎细胞浸润,上皮增生(图15-2);③血管性牙龈瘤伴感染:肿物内血管丰富,组织水肿似有慢性炎性细胞浸润(图15-1)。

4.牙龈恶性黑色素瘤

表面被覆复层鳞状上皮,固有层内有大量的褐色色素,瘤细胞呈圆形、梭形、多角形,胞质透明,内含色素较多,核呈圆形、卵圆形,较大,核仁明显,有多核瘤巨细胞。

四、思考题

(1)牙龈、牙周膜主纤维束的名称、分布与功能。
(2)结合上皮的形态特点及临床意义。

五、病例讨论

患者,女,20岁,因右下牙痛1周、肿胀1天就诊。现病史:1周前不明原因出现右下牙疼痛,嚼觉疼痛明显,1天前疼痛渐加重,伴面部肿胀来诊。5年前做过龋修补。检查:右下7龋深及髓,探痛不明显;松动3度;叩痛(+),根尖部红肿,扪痛,有波动感;右侧面颊部水肿,皮温高。余牙检查无特殊情况。

问题讨论:
(1)请做出诊断。
(2)请解释患者临床表现的病理学基础。

(张喜凤 刘丹凤)

项目十九

唾液腺基础与疾病

【引言】

浆液黏液混合腺,腺泡上皮闰管连。渊源不断唾液情,润滑口腔食搅拌。

炎症肿瘤类别多,肿瘤类型重掌握。细观镜下微结构,有利做出终判断。

一、实验目的

(一)唾液腺组织学

(1)掌握:唾液腺的一般组织结构;三对大唾液腺的组织结构特点。

(2)熟悉:各种小唾液腺的分布及分泌物性质。

(3)了解:唾液腺的增龄性变化。

(二)唾液腺病理学

(1)掌握:慢性唾液腺炎、良性淋巴上皮病变的病理变化及鉴别要点;舍格伦综合征的病理变化;常见唾液腺肿瘤,如多形性腺瘤、腺淋巴瘤、黏液表皮样癌、腺样囊性癌的组织学特点。

(2)熟悉:坏死性唾液腺组织化生的病理变化。

(3)了解:唾液腺瘤和唾液腺囊肿等病理变化。

二、实验器材

(1)多媒体数码显微镜互动系统。

(2)图谱、切片(表18-1)。

表18-1 唾液腺组织病理图谱和切片

组织学切片	病理学图谱、切片
腮腺切片	唾液腺疾病图谱
下颌下腺切片	唾液腺囊肿图谱

续表

组织学切片	病理学图谱、切片
舌下腺切片	良性淋巴上皮病变图谱
	慢性下颌下腺炎切片
	舍格伦综合征图谱
	舍格伦综合征切片
	坏死性唾液腺化生切片
	多形性腺瘤切片
	Warthin 切片
	黏液表皮样癌切片
	腺样囊性癌切片

三、实验内容和方法

(一) 唾液腺组织学

1.腮腺(图 7-1)

(1)腺泡:全部由浆液性腺泡组成,腺泡间可见较多脂肪组织,纤维组织将腺泡分成小叶状。

(2)导管:①闰管:管腔小,管壁薄,细胞矮立方形,胞质淡,核位于细胞中央;②分泌管:较多,管壁厚,由单层柱状细胞构成,核圆形,位于中央,胞质粉红色,基底面有纵纹;③排泄管:位于小叶间,管腔大,管壁由高柱状细胞构成,有时可呈双层、复层细胞排列,腔内常见分泌物。

(3)小叶间可见少量淋巴细胞浸润。

2.下颌下腺(图 7-2)

腺泡以浆液性腺泡为主,并有少数黏液性和混合性腺泡,小叶间排列紧密。分泌管较腮腺多见,而闰管较少。

3.舌下腺(图 7-3)

腺泡以黏液性腺泡为主,并含有混合性腺泡。分泌管较腮腺和下颌下腺明显减少。小叶间可见灶性淋巴细胞浸润。

4.腭腺

复层鳞状上皮覆盖,口咽面的上皮薄,黏膜下层为黏液腺,深层为腭肌。

(二)唾液腺病理学

1.良性淋巴上皮病变

部分腺泡萎缩。腺上皮、肌上皮增生形成上皮岛。有时导管扩张,形成囊肿。淋巴组织浸润,甚至形成淋巴滤泡。

2.慢性腮腺炎

腺泡萎缩、消失,腺导管增生扩张。在腺管周围及间质中有慢性炎细胞浸润,以淋巴细胞为主,浆细胞较明显。

3.舍格伦综合征

腮腺小叶内腺泡消失,被淋巴细胞和组织细胞取代,导管上皮增生形成"上皮岛",小叶内导管上皮增生扩张,形成囊腔。淋巴细胞从小叶中心开始浸润,逐渐向小叶周边扩展,最后腺泡完全消失,但小叶轮廓保留。

4.坏死性唾液腺化生

溃疡周围的表面上皮呈假上皮瘤样增生,腺小叶坏死,腺泡壁溶解消失,黏液外溢形成黏液池;腺导管上皮呈明显的鳞状化生,形成大小不等的上皮岛或上皮条索。腺体内有弥散的中性粒细胞、淋巴细胞及浆细胞浸润。

5.多形性腺瘤

肿瘤表面有纤维包膜,其外有腮腺组织,伴有慢性炎症。肿瘤上皮细胞呈立方形、柱状、梭形、扁平形,有的排列成腺管样,管腔内有嗜伊红的分泌物,有的排列成片状、条索状或散在分布。鳞状化生常见,有角化珠。具有大片黏液样和软骨样区域,黏液样组织比较疏松,色淡,其中散在的有星形细胞或梭形细胞。软骨样组织与黏液样组织相互移行,呈均质状,色淡,其中散在的上皮细胞被包埋在均质状的组织中,细胞周边有空晕,似软骨细胞(图14-2、图14-3)。

6.Warthin瘤

肿瘤由上皮和淋巴样组织组成,上皮形成不规则的大腺管或囊腔,囊腔内可有乳头状突起。腔内含粉染的分泌物。上皮细胞呈双层排列,内层为高柱状细胞,胞核近于细胞顶端,排列整齐,基底层为立方形细胞,细胞排列紊乱。大量淋巴样组织位于间质内,并可形成淋巴滤泡(图14-4、图14-5)。

7.黏液表皮样癌

肿瘤由黏液细胞、表皮样细胞和中间细胞组成,黏液细胞呈柱状、立方形或杯状,表皮样细胞似鳞状上皮细胞,中间细胞似鳞状上皮之基底细胞。瘤细胞排成囊腔或团块,腔内有粉染的黏液、间质与胶原纤维,其间有黏液湖及慢性炎症细胞,肿瘤无包膜,呈浸润性生长(图14-8、图14-9)。

8.腺样囊性癌

在黏液及肌肉内有许多大小不等的上皮团块。肿瘤上皮细胞较小,核相对较大,深染。瘤细胞排列成条索状、腺管状、筛孔状，腔内含嗜酸性物质。瘤细胞呈小立方形、三角形。被膜中有瘤细胞浸润。肿瘤细胞可以浸润黏液腺、肌肉、神经和脂肪组织等（图 14-6、图 14-7）。

四、思考题

(1) 如何从组织学上鉴别腮腺、下颌下腺和舌下腺？
(2) 唾液腺舍格伦综合征的组织病理学发展过程及转归。
(3) 唾液腺多形性腺瘤中上皮成分的形态学特点。

五、病例讨论

患者，男，35 岁。右侧面部耳前下方无痛性肿块 20 天，曾按腮腺炎治疗，无效，来我院就诊。患者无口干、眼干症状。入院查体：右侧面部耳前下方处有直径约 3 cm 的肿块，质地较硬，无活动度，无明显压痛。彩色多普勒超声检查：右侧腮腺内下部可见一实质性肿块，大小 3.1 mm×1.8 mm，肿块形态不规则，与周围腺体分界不清晰，肿块内为低回声，分布不均，其内可见高回声纤维分隔样组织，肿块内可见明显的条状血流回声，多沿纤维分隔样组织分布。超声诊断：右侧腮腺实质性肿块，慢性炎症可能性大。临床诊断：右侧腮腺肿块，不排除腮腺肿瘤。诊断性手术中见右侧腮腺内有一实质性肿块，直径约 30 mm，肿块呈灰白色，表面有结节状突起，周边有不完整的纤维包膜。术中快速病理检查排除恶性肿瘤。术后临床诊断：右侧腮腺舍格伦综合征。

问题讨论：
(1) 简述舍格伦综合征的病理学特征及典型临床表现。
(2) 简述舍格伦综合征与多形性腺瘤的区别。

(张喜凤　刘丹凤)

项目二十 口腔黏膜基础与疾病

【引言】

口腔黏膜病种多，病理变化多交错。显微镜下寻特征，异同相同辨分明。
舌巧灵动像弹簧，味蕾百味先品尝。树立全身防治观，内外兼治应首选。

一、实验目的

（一）口腔黏膜组织学

(1) 掌握：口腔黏膜的一般组织结构及口唇、舌背黏膜的组织特征。
(2) 熟悉：腭、颊、口底黏膜的组织学特征。
(3) 了解：被覆黏膜与咀嚼黏膜的异同；口腔黏膜与皮肤的异同。

（二）口腔黏膜病理学

(1) 掌握：口腔黏膜的基本病理变化，如过度角化、棘层增生、上皮异常增生、基底细胞液化变性、上皮下疱、溃疡等；白斑、扁平苔藓及天疱疮的病理改变；口腔癌的组织学特点。
(2) 了解：艾滋病的口腔黏膜病变。

二、实验器材

(1) 多媒体数码显微镜互动系统。
(2) 图谱、切片（表19-1）。

表19-1　口腔黏膜和舌组织病理图谱、切片

组织学图谱、切片	病理学切片
唇切片	白斑上皮单纯增生切片
腭黏膜切片	白斑伴上皮异常增生切片
舌背黏膜切片	扁平苔藓切片

续表

组织学图谱、切片	病理学切片
味蕾图谱	慢性盘状红斑狼疮切片
颊黏膜切片	寻常性天疱疮切片
	良性黏膜类天疱疮切片
	肉芽肿性唇炎切片
	复发性口腔溃疡切片
	白色海绵状斑痣切片

三、实验内容和方法

(一) 口腔黏膜组织学

(1) 唇:低倍镜区分唇红部、唇黏膜及唇皮肤部。唇一侧为皮肤,有皮肤附件,另一侧为黏膜,皮肤与黏膜相移行部为唇红,皮肤与黏膜之间为唇部肌肉。唇黏膜上皮为复层鳞状上皮,无角化层,棘层较厚,固有层为致密结缔组织,乳头中等长度。黏膜下层内含有混合腺。唇红部上皮有角化层,固有层乳头狭长,几乎接近表面,且乳头内血管丰富(图6-2、图6-3)。

(2) 舌背黏膜:上皮为复层鳞状上皮,无黏膜下层,固有层有舌肌纤维,黏膜表面有许多舌乳头,观察丝状乳头、菌状乳头、轮廓乳头结构(图6-4、图6-5、图6-6)。

(3) 硬腭黏膜:上皮为复层鳞状上皮,表层有角化层,上皮钉突长而有规律。固有层中乳头较长且有规律,黏膜下层含黏液腺(图6-1)。

(4) 颊黏膜:与牙龈黏膜对比,观察上皮、固有层、黏膜下层的结构。上皮为复层鳞状上皮,表层无角化,上皮钉突短而宽。固有层为致密结缔组织。黏膜下层厚,含脂肪及小的混合腺。

(二) 口腔黏膜病理学

(1) 单纯性白斑:上皮轻度不全角化或过度正角化,可见错角化。颗粒层明显,有4~5层细胞,胞质内含有许多紫色的小颗粒,棘层增厚,基底层细胞可见核分裂,基底层排列较整齐。固有层内含有少量慢性炎症细胞。黏膜下层及肌层基本正常(图11-1)。

(2) 白斑伴上皮异常增生:分轻、中、重三级,重度异常增生是原位癌。原位癌是指上皮层内细胞恶变,而基底膜尚完整,未侵犯结缔组织(图11-2)。

(3) 扁平苔藓:上皮轻度不全角化或过度正角化,上皮增厚,钉突呈锯齿状;粒层明显;棘层增厚;上皮钉突锯齿状增生;部分基底细胞液化,基底膜不清;黏膜固有层有淋巴细胞浸润带出现(图11-3)。

(4) 慢性盘状红斑狼疮:上皮层萎缩变薄;表面不全角化,有角质栓塞;粒层明显;棘层萎缩；基底细胞液化变性，基底膜不清，血管周围有大量慢性炎细胞浸润，尤以淋巴细胞为主(图11-5)。

(5) 寻常性天疱疮：表层角化；上皮内棘层松解形成大疱；疱内可见天疱疮细胞；基底细胞附着于结缔组织上方，呈乳头状或绒毛状突入疱内(图11-6)。

(6) 良性黏膜类天疱疮：形成上皮基底下疱，基底细胞变性，病损区的上皮全层剥脱，结缔组织表面光滑，胶原纤维水肿，有大量淋巴细胞浸润(图11-7)。

(7) 肉芽肿性唇炎：镜下见上皮下结缔组织内有弥漫性或灶性炎细胞浸润，血管周围为上皮样细胞、淋巴细胞及浆细胞，呈结节样聚集。

(8) 复发性口腔溃疡：早期黏膜上皮水肿，细胞内及细胞间均可发生水肿，上皮细胞间有白细胞，后上皮溶解、破溃、脱落，形成非特异性溃疡。

(9) 白色海绵状斑痣：上皮细胞增厚，细胞增大，表层为增厚的不全角化。棘细胞空泡变性，细胞核固缩。其为常染色体显性遗传病，K4K13基因发生突变，导致上皮棘层细胞内角蛋白丝断裂，并聚集在细胞核周围。

四、思考题

(1) 口腔黏膜的一般组织结构如何？其与皮肤组织结构有何异同？

(2) 口腔黏膜白斑、扁平苔藓、慢性盘状红斑狼疮在病理表现上有何异同？

五、病例讨论

患者，女，23岁。双侧舌缘进食辛辣食物疼痛1年余。1年来患者自觉进食辛辣食物和烫食时疼痛，无自发痛。易"感冒"，否认系统性疾病史及药物过敏史。口腔检查：双颊、下唇唇红均见较多珠光白色网纹，舌背见多处团块状白色斑片，平伏，边缘见白色条纹，未见明显充血糜烂。皮肤及指(趾)甲未见明显异常。临床诊断：非糜烂型口腔扁平苔藓。

问题讨论：

(1) 如果你作为病理科医师，活检可能发现哪些病理改变？

(2) 请解释患者临床表现的病理学基础。

(张喜凤　刘丹凤)

第三篇 附录

附录一
常规口腔检查

口腔疾病是目前比较高发的疾病,口腔检查显得尤为重要。那么,常规的口腔检查项目有哪些呢?通常来讲,口腔检查的项目主要有口唇检查、牙齿及牙龈检查、口腔黏膜检查、舌面检查、颌面部检查。一旦发现口腔有异样,必须及时做口腔检查,口腔检查有助于及早发现病情,监测疾病进展,及时治疗,满足口腔日常特殊护理需求。

一、口腔检查项目

1. 口唇检查

一般来说,健康人的口唇是红润而富有光泽的,但若出现下列症状,则预示着出现了疾病因子。

(1) 口唇苍白而无血色,很有可能是贫血或发绀性血氧供应不足。

(2) 如果出现口角歪斜症状,则说明有面部神经麻痹。

(3) 口角出现红斑、疱疹、糜烂症状,则是缺乏维生素 B_2 的表现。此种情况下,受检者应该口服维生素 C、维生素 B_2 或复合维生素 B 等,同时去医院口腔科就诊检查。

2. 牙齿及牙龈检查

其主要检查牙齿的数目、排列、颜色、龋洞、缺失、松动、咬合,接触关系和修复物,以及有无髓腔穿孔、牙结石、口臭等现象。检查方法主要有视诊、叩诊、扪诊、探诊。

3. 口腔黏膜检查

一般来说,正常人的口腔黏膜较有光泽,且呈粉红色。如果受检者口腔黏膜上出现瘀斑或大小不一的出血点,则说明受检者体内缺乏维生素 C 或患有某种出血性疾病;如果受检者的口腔黏膜上出现斑片状蓝黑色斑纹,则说明受检者肾上腺皮质功能减退。

二、口腔检查的作用

口腔常见疾病(如龋病、牙周疾病等)多属慢性病,早期症状不明显,易被人们忽视。因此,通过定期进行口腔健康检查,可以早发现、早诊断、早处理。定期口腔健康检查是贯彻执行二级预防体系的重要基础工作之一,否则就无法更有成效地实施第二级预防的措施。

(一)口腔检查可早期发现全身性疾病

有很多全身性疾病的早期在口腔有表现,如铅中毒在牙龈的唇颊舌侧的边缘上,有宽 1 mm 左右的灰蓝色线条;麻疹的早期在口腔黏膜上出现科泼利克斑(Koplik's spots)等。通过口腔检查常可发现全身性的疾病。

(二)口腔检查有助于及时监测和治疗口腔疾病

1.颌面缺损

颌面缺损是指颌骨和面部的缺损。

2.全部牙齿缺失

牙列缺失是指口腔中全部牙齿的缺失。全国第二次口腔健康流行病学抽样调查显示:65~74 岁年龄组有 10.51% 的人全口无牙。

3.颞下颌关节紊乱病

颞下颌关节紊乱病是咀嚼系统常见病,包括多种疾病状态,主要临床表现为关节及相关咀嚼肌疼痛、开口障碍及关节声响,相当多的病例同时伴有不同程度的头痛。

4.牙列缺损

牙列缺损是指牙列中部分牙齿的缺失。牙列中从缺一颗牙到只剩一颗牙均称牙列缺损。全国第二次口腔健康流行病学抽样调查显示:35~44 岁年龄组平均失牙 0.88 颗;65~74 岁年龄组平均失牙 9.86 颗。

5.牙体缺损

牙体缺损是指由各种原因引起的牙体硬组织不同程度的外形和质地的破坏和异常,表现为牙体失去了正常的生理解剖外形,造成正常牙体形态、咬合及邻接关系的破坏。牙体缺损是口腔科的一种常见病和多发病,其发病率为 24%~53%。

6.牙周病

牙周病是指发生在牙齿支持组织(牙周组织)的疾病。它有两种含义:广义的牙周病泛指发生于牙周组织的各种病理情况,主要包括牙龈病和牙周炎两大类;狭义的牙周病则仅指造成牙齿支持组织破坏的牙周炎,而不包括仅累及牙龈组织的牙龈病。

(三)不同假牙的日常护理

1.固定假牙护理

固定假牙外形美观,咀嚼性能良好,其强度大,但脆性也大,专家指出:固定假牙在吃硬物时应小心,以免发生碎瓷等不必要的麻烦;另外固定假牙在刷牙方式上与真牙一样,采用竖刷式。同时固定假牙应特别注意假牙衔接处的卫生保健,以避免食物残渣的残留,以免引发各类口腔及身体问题。

2.种植假牙护理

种植假牙被称为人类的第三副牙齿,其主要靠人工牙根固定。因人工牙根与天然牙根有本质的不同,轻微的炎症就有可能导致骨吸收和人工牙根松动,所以,日常生活中注意口腔卫生,定期进行口腔检查是十分关键的。

3.活动假牙护理

活动假牙即患者可以自行取摘、便于清洁的假牙。专家指出:每次进餐后都要取下活动假牙进行清洁,同时要注意真牙的清洁,以免食物残渣滞留,引起真牙龋坏或口腔发炎;晚上睡觉前应把假牙清洁干净,放在清水中,使牙床得到休息;另外由于活动假牙的咀嚼性能偏差,因此日常生活中不宜食用过黏过硬的食物,以免引起假牙的脱落、折断。

假牙的护理包括的方方面面还有很多,如饮食、日常的清洁等各个方面。假牙的护理与假牙性能及使用寿命有着极为密切的关系,因此在假牙修复后应严格遵照医嘱对其进行护理保健,如有异常问题一定要及时与主治医师取得联系,及时进行调整修复。

(李　娜)

附录二
组织切片的一般制作方法

一、制片方法

组织制片技术的方法有多种,大体可归纳为两大类:切片法和非切片法。基本原理是用固定剂固定组织、细胞,保持其微细结构;将其制成薄片,然后用不同的染色方法增加各部分的色差;在显微镜下观察组织、细胞的形态结构,或利用化学、物理方法显示组织细胞的某些化学成分,并进行形态、化学成分的定量分析。主要制片方法有以下几种:

(1)切片法:此制片法是组织学研究中应用最广泛的基本方法。根据所用的支持物质不同,切片方法可分为石蜡包埋切片、火棉胶包埋切片和冰冻切片,尤以石蜡包埋切片最常用。石蜡和火棉胶包埋切片制作过程中,组织需经过取材、固定、脱水、透明、石蜡或火棉胶包埋、切片、染色和封固等步骤。而冰冻切片法是用冰冻代替了石蜡或火棉胶包埋的步骤。此法需将处理后的标本用切片机切成 $3\sim5~\mu m$ 的薄片。

(2)磨片法:将坚硬的组织不经脱钙而直接磨成薄片,不染色或经过染色后,封固制成标本,如骨磨片、牙磨片等。

(3)涂片法:把人体内液态的组织成分如血液、骨髓、精液、阴道脱落细胞等直接涂抹在载玻片上,经固定和染色制成组织标本。

(4)铺片法:将膜状组织结构如大网膜、肠系膜、皮下疏松结缔组织、神经丛等结构成分伸展后平铺于载玻片上,经固定、染色和封固等步骤制成组织标本。

(5)压片法:将小块组织经药物处理、染色后,用盖玻片压平于载玻片上制成标本,如运动终板、肌梭等,用以观察其结构的整体形状。

(6)分离法:把组织块浸入化学药品分离液内,分解细胞间质,使细胞分离,再染色和封固制成组织标本,可观察单个完整的细胞,如肌纤维、神经元等。

(7)血管注射法:将卡红、普鲁士蓝、墨汁等染料加明胶配制成染色液注入血管内,然后取材、固定、包埋、切片和封固制成标本,如肝、肾、肺、小肠等血管注射切片标本,以观察这些器官的血管分布特点。

(8)整体装片法:将很小的动物或早期胚胎,经固定、染色和封固制成标本,例如鸡胚整体标本,以观察胚体的表面立体形态特征。

(9)活体法:指光镜下直接观察活细胞或组织的形态和运动状况的标本,如精子运动、纤毛运动等。

二、染色方法

通过染色使组织细胞内不同的结构或成分染上不同颜色,提高组织内各种结构和成分的分辨率。组织染色方法很多,如苏木精-伊红染色法(HE 染色法)、镀银染色法、Wright 染色法等,其中 HE 染色最常用,我们通常称之为普通染色或常规染色,除此以外的其他染色则称为特殊染色。

三、石蜡包埋切片与 HE 染色法

(一)石蜡包埋切片制作

组织制片中最常用的方法是石蜡包埋切片。具体操作步骤如下:

(1)取材:材料愈新鲜愈好,离体 2 小时后,组织可能会发生不同程度的自溶;组织块厚度不应超过 0.5 cm,组织块过大、过厚都不利于固定剂的渗透,会影响效果;组织学取材应注意标本结构的完整性,应包括组织或器官的全层,不同的组织器官还应考虑标本结构的方向性。

(2)固定:为防止组织发生自溶的变化,需将组织块放入固定液内固定,常用的固定液有 10%甲醛水溶液(福尔马林)、75%无水乙醇等。固定时间一般为 3~48 小时。

(3)浸洗:固定后须经流水或乙醇洗涤,直至组织内的固定剂洗净为止,一般约 24 小时。

(4)脱水:经过 50%、70%、80%、90%、95%、100%各级乙醇脱水,每级为 2~6 小时,其目的在于除去组织中的水分。

(5)透明:组织脱水后,浸入二甲苯,使组织中的乙醇被透明剂取代后才能浸蜡包埋。

(6)浸蜡:将组织浸入温热熔融的石蜡(56~60 ℃)内浸透,通常为 2~4 小时,有的组织块不易渗入石蜡(如肺、眼球、整体胚胎等),可用负压浸蜡法,即将熔蜡杯置于与真空泵相连的容器内,抽出组织块中的气体,以利于石蜡的浸入。

(7)包埋:首先在包埋器内倒入熔蜡,再用细镊轻夹组织,使拟切的组织面朝下,放正摆平。待石蜡凝固后,拆开包埋框。

(8)切片:用切片机将含有组织的蜡块切成厚度 4~6 μm 的薄片。

(9)贴片与烘干:将蜡片光滑面朝上漂于温水中,待蜡片展平,组织上无皱褶,捞于洁净载玻片上。甩去水分,放置到烤箱内(55~60 ℃)烤片 3 小时左右。

(10)染色:未经染色的组织是透明无色的,在显微镜下不易区分其结构,因此常根据组织成分的化学性质,采用不同的染料进行染色。

(二)石蜡切片 HE 染色法

染色方法最常用的为 HE 染色法,具体操作步骤如下:

(1)二甲苯脱蜡10分钟,除去石蜡。因染料为水溶性,因此必须把组织切片上的石蜡用二甲苯溶去。

(2)100%、95%、90%、80%、70%乙醇各3~5分钟,经过降级浓度(梯度下行)的乙醇使组织复水才能进行染色。

(3)蒸馏水洗5分钟,洗去乙醇。

(4)苏木精液染5~10分钟。苏木精为碱性染料,可将细胞核和细胞质中的核糖体等酸性物质染成紫蓝色。

(5)0.5%盐酸乙醇分化数秒。

(6)自来水洗,使组织发蓝。显微镜下观察,细胞核蓝色适中,细胞质和结缔组织无色为宜。

(7)伊红液染1分钟。伊红是酸性染料,将细胞质和细胞外基质中的碱性成分染成红色。

(8)水洗数秒,以洗去浮色。

(9)用各级乙醇脱水,70%、80%、90%、95%、100%各2~3分钟。

(10)二甲苯透明10分钟,使标本透明。

(11)封固,用布擦去组织周围的二甲苯,滴一滴中性树胶于组织上。取清洁盖玻片,轻轻放在树胶上,避免产生气泡。

染色结果:细胞核和细胞质内的嗜碱性物质呈蓝紫色;细胞质、其他嗜酸性物质、胶原纤维及红细胞呈红色或粉红色。

(李 娜)

附录三
口腔常用特殊组织切片标本的制作

一、石蜡包埋牙体组织切片的制作

教学用的石蜡包埋牙体组织切片制作,一般用10%甲醛溶液固定新鲜组织,其脱钙剂的选择以及包埋方法的采用,则因设备、技术的不同有异,以下只谈我室应用的方法。

(一)操作步骤

(1)标本固定:将得到的新鲜牙齿立即放入10%甲醛溶液中,固定数月。

(2)分切与脱钙:将选好的固定后牙齿切割出一个包埋面,然后放入脱钙液内,牙标本与脱钙液之比一般为7:30。脱钙液最好每天更换一次,持续脱钙七天左右,牙标本变得柔软、富有弹性时,即完成脱钙步骤。

(3)冲洗:流水冲洗48小时或更长时间。

(4)梯度脱水及透明:用50%、75%、80%、90%、95%乙醇梯度脱水,用二甲苯透明。

(5)浸蜡:宜用低熔点52~54 ℃的包埋石蜡,浸蜡4小时或更长时间。

(6)石蜡包埋:将熔蜡倒入自制的长方形纸盒中,然后将浸蜡牙切面向下放入包埋液中,最好将牙齿放在长方形包埋盒的对角线上。待蜡稍冷却即移入凉水盆中,以促其迅速并均匀地凝固。

(7)切片:使用自动切片机切片,切片厚度6 μm或7 μm。

(8)展片:将切片放入稍低于蜡熔点温度的水槽中,使蜡切片展平而不溶,将其贴附在载玻片上,放入温度接近蜡熔点的烤箱中5~10小时或自定时间。

(9)HE染色(同附录二中HE染色法)。

(二)试剂配制和注意事项

(1)脱钙液配制:生理盐水70毫升,甲酸20毫升,盐酸10毫升。

(2)脱净钙的检测法:将最后一次用过的钙液,取出5毫升放入纯净的试管中,滴入浓氨水使其中和,再加入4%草酸铵溶液1毫升,静置约1小时,若无沉淀物出现,即表示脱钙完全。脱钙的时间长短,由温度高低、液量多少、脱钙液更新频率、组织块大小、摇动容器与否以及标本钙化程度的高低等因素所决定。

(3)正丁醇的特性:正丁醇微溶于水,故脱水能力较弱,但能与水、酒精和石蜡融合,所以用它脱水的组织块可直接浸蜡包埋。正丁醇脱水兼透明的优点是:基本上不引起组织块收缩和变脆,避免了无水酒精和二甲苯易使组织收缩变脆的缺点。但美中不足的是其售价较高。

二、牙体牙周组织联合切片标本的制作

口腔组织病理学教学,特别是很多口腔医学动物实验研究,都需要制作牙及牙周组织联合切片,对全貌进行观察和研究。但一般石蜡切片方法很难制出优良的展示牙及牙周组织形态结构特征的石蜡切片,因此牙体牙周组织联合切片标本制作涉及的技术较复杂。

(1)标本、取材及固定:新鲜或短时间固定的人体标本,先切成3~4 mm厚的块,牙的一侧略露出牙髓,尽早以10%中性福尔马林,用减压、超声或微波等加速固定。实验动物标本先血管灌注固定好后,再按上述人体标本方法取材。新鲜标本充分固定是提高切片质量和染色效果的基础和前提。

(2)脱钙:是非常重要的技术关键点,用50%甲酸、10%氯化铝脱钙液脱钙。病理急诊通过40 ℃恒温搅拌、微波或超声等措施加速脱钙。制作教材及科研使用的人及犬等标本,与EDTA结合应用双重脱钙。

(3)脱水透明:自60%至无水乙醇正丁醇逐级梯度脱水,正丁醇彻底脱水兼透明。

(4)浸蜡包埋:自石蜡熔化温度范围用低至高的蜡液逐级浸蜡,温度略高于所用石蜡熔化温度,浸蜡要充分。鼠、兔等小组织用松香石蜡包埋,人及犬等大块组织作教材需连续切片的用火棉胶松香石蜡双重包埋。

(5)切片及染色:用锋利的C型硬组织切片刀自牙根切向牙冠,匀速慢切。为防脱片,应选用粘贴剂裱片。烤片时间宜久些。教学,尤其是很多科研切片,除常规HE染色外,用改良的Gomori特殊染色可获得满意结果。

(李　娜)

附录四 牙体磨片的制作方法

一、普通牙齿磨片的制作

(1) 选择牙齿：正常牙齿组织磨片，需选择没有磨损和龋坏的新鲜牙齿；龋齿磨片，需选择各种龋坏程度的牙齿。

(2) 分切：用牙科类石针夹住金刚砂片，并牢固装入电机的车头之中，启动电机，在不断加水的情况下按不同种类磨片的要求分切成 1 mm 左右厚的纵、横剖面。分切时，应注意连续加水降温，否则因摩擦而产生大量热量，可将标本烧坏或产生奇臭味道。

(3) 粗磨：将分切好的牙齿剖片的两面放在抛光马达的砂轮上或粗磨石上加水平磨，磨到 0.5 mm 左右厚。

(4) 细磨：将粗磨过的牙齿剖片放在细磨石上加水平磨，有时亦可放在玻璃板上加水及细研磨剂平磨。如用研磨剂时，最后需在无研磨剂的毛玻璃板上或细磨石上将研磨剂磨尽。牙齿剖片磨到所需要厚度时即可。一般纵磨片厚度约 15 μm，横磨片厚度 18~22 μm。

(5) 流水冲洗：用自来水和毛笔将磨片表面冲洗干净。

(6) 脱水：将磨片依次经 70%、80%、95% 和无水乙醇逐级脱水各 10~15 分钟。

(7) 透明：将脱水后的磨片放入二甲苯溶液中，直至整个磨片完全透明为止。

(8) 封片：将透明的磨片放在载玻片上，迅速滴上几滴较浓的中性树胶，并盖上盖玻片，晾干。

二、整体牙齿磨片的制作

整体牙齿磨片能完整地将牙齿硬组织和软组织或牙本质龋的腐败崩解层、龋齿表面的菌斑等保留下来。

(1) 初固定：将刚拔除的牙齿，及时投入 10% 甲醛液中固定。

(2) 分切：将牙齿用前述方法分切成 2 mm 厚、两面都应暴露完整牙髓的牙齿剖片，投入 10% 甲醛液中再固定 24 小时。如欲制作正常牙齿磨片或浅龋磨片，在拔牙后不久即应分切。

(3) 磨片预备：将固定好的牙齿剖片依次通过 80% 乙醇 6~12 小时、95% 乙醇 12~24

小时、无水乙醇 2 小时、两次二甲苯各 30 分钟、52~54 ℃石蜡 2~4 小时和 54~56 ℃石蜡 2~4 小时,取出牙齿剖片冷却待用。

(4)平磨:刮去牙齿剖片表面的石蜡,分别在粗磨石、细磨石上平磨。然后选择一面在毛玻璃板上精磨,用毛笔净水把此面洗刷干净,置通风处晾干。用 502 胶将此磨好的一面粘贴在盖玻片上,6~12 小时后,再精磨牙齿剖片的另一面。将牙齿剖片粘贴在盖玻片上的目的是保护牙髓,以防其磨穿或脱落。关于磨片的厚度,可通过显微镜观察,视牙齿组织结构清晰为度。同样,将另一面水洗干净、晾干。

(5)脱蜡、脱胶:将贴有盖玻片的磨片放入 1∶1 的丙酮、二甲苯中 48~72 小时,待磨片与盖玻片自动分离后,再放入纯丙酮中 12~48 小时、95%和 80%乙醇中各 2 分钟,流水冲洗 5 分钟。

(6)HE 染色:苏木精液 2~10 分钟,流水冲洗 10 分钟,1%盐酸乙醇分化片刻,流水冲洗 10 分钟,1%碳酸锂液蓝化 30 秒,流水冲洗 1 小时,伊红液 10~30 秒,然后脱水、透明、封片。

(李　娜)

附录五 偏光显微镜的原理和应用

偏光显微镜(polarizing microscope)是用于研究所谓透明与不透明各向异性材料的一种显微镜。凡具有双折射性的物质,在偏光显微镜下就能分辨得清楚,当然这些物质也可用染色法来进行观察,但有些则不能,而必须利用偏光显微镜。

一、偏光显微镜的构造

偏光显微镜需要在光学显微镜的光学系统中插入起偏振器和检偏振器,用以检查样品的各向异性和双折射性。起偏振器安装在光源与样品之间,检偏振器安装在物镜与目镜之间或目镜之上,它们都是由偏光棱镜或偏光板的尼科耳(Nicol)棱镜制成。

偏光显微镜的型号较多,但各种型号的主要构造大体相同,一般都包括机械系统和光学系统两个操作系统,有的还有摄像系统,如 Olympus 偏光显微镜(附图 5-1)。

(1)机械系统:包括镜座、镜筒、镜臂、锁光圈、弹簧夹、载物台等,需坚固、精密而又灵便,以保证偏光显微镜的光学性能。

(2)光学系统:包括光源、物镜、下偏光镜、锥光镜、反光镜、上偏光镜、勃氏镜、目镜等,是偏光显微镜的关键所在,其性能与质量直接决定观察图像的大小、像差、色差和清晰度。

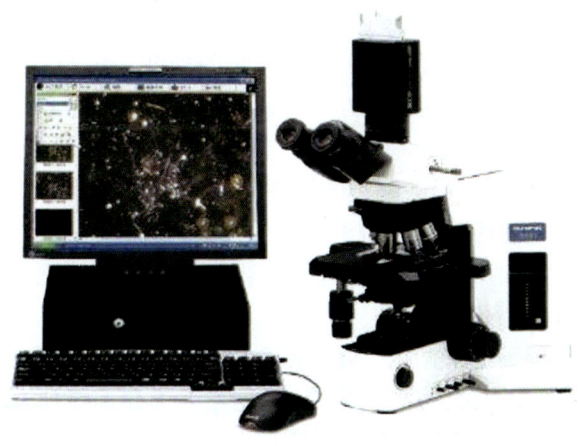

附图 5-1　Olympus 偏光显微镜

二、偏光显微镜的原理

各向异性是指当光线通过某一物质时,光的速度、折射率、吸收性和偏振、振幅等因照射方向而有不同,这种物质在光学上具有各向异性,其又称双折射体,如晶体、纤维等。光线通过某一物质时,如光的性质和进路不因照射方向而改变,这种物质在光学上就具有各向同性,其又称单折射体,如普通气体、液体以及非结晶性固体。

光波根据振动的特点,可分为自然光与偏振光。自然光的振动特点是在垂直光波传导轴上具有许多振动面,各平面上振动的振幅分布相同;自然光经过反射、折射、双折射及吸收等作用,可得到只在一个方向上振动的光波,这种光波则称为偏光或偏振光。

光线在各向异性材料中传播时会分解出两束偏振方向互相垂直、折射角不同的光波。在这两束光波中,有一束遵守折射定律,称为寻常光(o光),另外一束则不遵守折射定律,称为非常光(e光),如附图5-2所示。

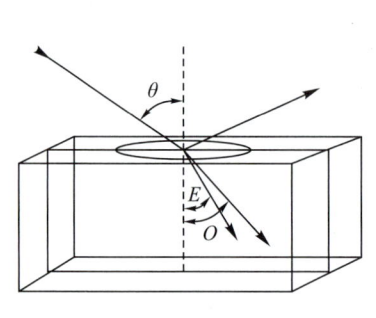 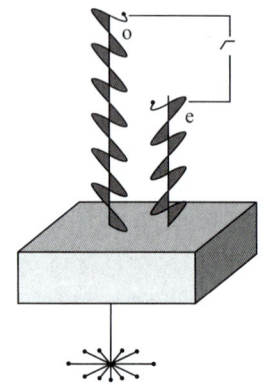

附图5-2　各向异性原理示意图

偏光显微镜就是将自然光改变为偏振光进行镜检。偏光显微镜有两个偏振镜,一个装置在光源与被检物体之间叫起偏镜;另一个装置在物镜与目镜之间叫检偏镜,有手柄伸于镜筒或中间附件外方以便操作,其上有旋转角的刻度。从光源射出的光线通过两个偏振镜时,如果起偏镜与检偏镜的振动方向互相平行,即处于"平行检偏位"的情况下,则视场最为明亮。反之,若两者互相垂直,即处于"正交校偏位"的情况下,则视场完全黑暗,如果两者倾斜,则视场表现出中等程度的亮度。由此可知,起偏镜所形成的直线偏振光,如其振动方向与检偏镜的振动方向平行,则能完全通过;如果偏斜,则可以通过一部分;如若垂直,则完全不能通过。因此,在采用偏光显微镜时,原则上要使起偏镜与检偏镜处于正交检偏位的状态下进行。

在正交的情况下,视场是黑暗的,如果被检物体在光学上表现为各向同性(单折射体),那么无论怎样旋转载物台,视场仍为黑暗,这是因为起偏镜所形成的直线偏振光的振动方向不发生变化,仍然与检偏镜的振动方向互相垂直。若被检物体具有双折射特性或含有具双折射特性的物质,则具双折射特性的地方视场变亮,这是因为从起偏镜射出的直线偏振光进入双折射体后,产生振动方向不同的两种直线偏振光,当这两种光通过检偏镜时,由于另一束光并不与检偏镜偏振方向正交,可透过检偏镜,就能使人眼看到明亮的像。光线通过双折射体时,所形成两种偏振光的振动方向,依物体的种类而有不同。

在正交情况下,旋转载物台时,双折射体的像在360°的旋转中有四次明暗变化,每隔90°变暗一次。变暗的位置是双折射体的两个振动方向与两个偏振镜的振动方向相一致的位置,称为"消光位置"。从消光位置旋转45°,被检物体变为最亮,这就是"对角位置"。这是因为偏离45°时,偏振光到达该物体时,分解出部分光线可以通过检偏镜,故而明亮。

三、偏光显微镜的应用

偏光显微镜是利用光的偏振特性对具有双折射性的物质进行研究鉴定的必备仪器。它将普通光改变为偏振光进行镜检,以鉴别某一物质是单折射性(各向同性)还是双折射性(各向异性)。偏光显微镜可做单偏光观察、正交偏光观察、锥光观察。双折射性是晶体的基本特征。因此,偏光显微镜被广泛地应用在矿物、化学、生物学等领域。

在生物学领域,生物体中的纤维蛋白结构具有明显的各向异性,使用偏光显微镜可得到这些纤维中分子排列的详细情况,如胶原蛋白、细胞分裂时的纺锤丝等。在人体及动物学方面,常利用偏光显微镜来鉴别骨骼、牙齿、胆固醇、神经纤维、肿瘤细胞、横纹肌和毛发等。偏光显微镜还可以用于各种生物和非生物材料的鉴定,如淀粉性质、药品成分、纤维、液晶、DNA 晶体等。在医学领域,偏光显微镜还可以用于结石检测、尿酸晶体检测、关节炎的诊断等。

(徐海瑛)

附录六

免疫组织化学技术和应用

免疫组织化学(immunohistochemistry,IHC)是利用抗原与抗体特异性结合的原理,通过化学反应使标记抗体的显色剂(荧光素、酶、金属离子、同位素)显色来确定组织细胞内的抗原(多肽和蛋白质),对其进行定位、定性及定量的研究。它是把免疫反应的特异性和组织化学的可见性相结合,借助显微镜(光学显微镜、荧光显微镜、电子显微镜)的显像和放大作用,在细胞、亚细胞水平检测各种抗原物质,如蛋白质、多肽、酶、激素、病原体以及受体等。免疫组织化学技术近年来得到迅速发展。

一、免疫组织化学技术的标本

免疫组织化学技术的标本主要为组织标本和细胞标本两大类。组织标本包括石蜡切片和冰冻切片,其中石蜡切片是制作组织标本最常用、最基本的方法,封固后可长期保存,且可相对完整地保持组织形态,还能长期存档,供回顾性研究,但是需要对组织内的抗原进行修复。细胞标本根据细胞是否贴壁生长,可使用细胞玻片、涂片或甩片的方法制片,主要用于检测蛋白质、核酸、多肽、糖类等,可在光镜和电镜水平显示目标分子。

二、免疫组织化学技术的分类

按标记物的性质,免疫组织化学技术包括免疫荧光化学技术、免疫酶化学技术、免疫胶体金化学技术、亲和免疫化学技术、免疫铁蛋白化学技术。它们相应地采取一定的抗体标记方法。

(1)免疫荧光化学技术:采用荧光素标记法,以荧光素标记的已知抗体作为探针,检测待测组织、细胞标本中的靶抗原,形成的抗原抗体复合物上带有荧光素,在荧光显微镜下,可以分辨出抗原的所在位置及性质,并可利用荧光定量技术计算其含量,以达到对抗原物质定位、定性和定量测定的目的。

(2)免疫酶化学技术:采用酶标抗体法,以酶作为抗原抗体反应的标记物,在既不改变抗原抗体的免疫反应特异性,也不影响酶活性的条件下,与相应的酶底物作用,形成一种不溶性的反应产物。在光学显微镜下观察时,要求反应的终末产物是不溶性的有色物质,具有可观察性,常利用辣根过氧化物酶与过氧化氢、氨基联苯胺的化学反应。

(3)免疫胶体金化学技术:采用胶体金标记法,利用胶体金作为示踪标记物应用于抗原抗体特异性反应中检测抗原的一种新型的免疫标记技术。抗体特点是标记物颗粒细，反应背景低，不会屏蔽阳性区域，且可多重标记。胶体金是由氯金酸（$HAuCl_4$）在还原剂如白磷、抗坏血酸、枸橼酸钠、鞣酸等作用下，聚合成为特定大小的金颗粒，并由于静电作用成为一种稳定的胶体状态。胶体金在弱碱环境下带负电荷，可与蛋白质分子的正电荷基团牢固地结合，这种静电结合不影响蛋白质的生物特性。

（4）亲和免疫化学技术：采用亲和物质标记法，通过抗体与酶的活性部位或受体结合位点进行特异性结合的方法。该技术将两种物质交联，提高了细胞化学的灵敏度，亲和物质能与多种物质结合，临床应用广泛。

（5）免疫铁蛋白化学技术：采用铁蛋白标记法，将含铁蛋白通过一种低分子量的双功能试剂与抗体结合，成为一种双分子复合物，使其既保留抗体的免疫活性，又具有电镜下可见的高电子密度铁离子核心，通过电镜免疫化学的方法在电镜下定位细胞中抗原的方法。

三、免疫组织化学技术的特点

1.特异性高

免疫组织化学利用了抗原抗体的特异性反应的特性，抗体和抗原的特定结合具有高度的特异性，在抗原识别上可达到单个氨基酸的水平。抗原抗体的结合实质上是抗原表位与抗体超变区中抗原结合点之间的结合。由于两者在化学结构和空间构型上呈互补关系，所以抗原与抗体的结合具有高度的特异性。这样的特异性在其他组织化学技术中是很难达到的。

2.敏感性高

敏感性又称灵敏度，一般是指所检测的抗原量的多少，能检测到的抗原量越少，说明该方法的敏感性（灵敏度）越高。不同的免疫组织化学方法其敏感性不同，方法越是灵敏其抗体用量越少，即抗体稀释度越高，抗体可稀释达数千倍甚至更高。

3.定位、定性和定量

免疫组织化学染色技术是将形态学改变与功能、代谢变化结合起来，直接在组织或细胞水平上定位一些蛋白质和多肽类物质的存在，并可精确到亚细胞结构水平，结合计算机图像分析系统或激光扫描共聚集显微术等技术，对被检物质进行定量分析。

四、免疫组织化学技术的基本操作程序

免疫组织化学染色的基本方法是将组织切片或细胞涂片依次滴加抗体或将切片漂浮于反应板凹孔内的抗体中（漂浮染色法），在4℃、室温或37℃下，使抗原抗体反应充分进行，基本步骤为标记抗体与标本中抗原反应、用磷酸缓冲盐溶液（PBS）洗去未结合的抗体、观察结果（免疫荧光法）或显色后再观察（免疫酶标法）。

以免疫酶化学技术为例，免疫组织化学标准化染色方法包括下列基本步骤：

(1) 将石蜡组织切片黏附在防脱片处理的载物片上。
(2) 石蜡切片用二甲苯、梯度酒精脱蜡,蒸馏水洗。
(3) 灭活内源性过氧化物酶,缓冲液洗涤。
(4) 血清封闭孵育,缓冲液洗涤。
(5) 抗原修复,缓冲液洗涤。
(6) 加载相应一抗,孵育,缓冲液洗涤。
(7) 加载相应二抗,孵育,缓冲液洗涤。
(8) 加载相应的酶结合物孵育,缓冲液洗涤。
(9) 加载相应的酶底物,显色,对比染色,脱水,透明,封固,观察。

五、免疫组织化学技术的结果解析

在免疫组织化学技术中,通过检测到标记物,可以定位检测到相应的抗原,检测到的抗原不同,其在细胞中的表达部位是不同的。常见的抗原表达模式有以下几种:

(1) 细胞质内弥漫性分布,如脑垂体前叶促肾上腺皮质激素等各种细胞功能成分和滤泡细胞等均为弥漫性胞质染色。
(2) 细胞核周的胞质内分布,其判别要点是细胞核的轮廓被勾画得很清楚。
(3) 胞质内局限性点状分布,如 CD15 抗体的染色。
(4) 细胞膜线性分布,大多数淋巴细胞标记的染色如此,如 CD20、CD45RO。
(5) 细胞核内分布,如核抗原 Ki-67 及雌激素受体蛋白等。

除此之外,有的抗原可同时出现细胞质和细胞膜的阳性表达,如上皮膜抗原可呈膜性和胞质内弥漫性阳性反应;CD30 抗体可同时呈膜性和胞质内点状阳性反应等。

六、免疫组织化学技术的影响因素

影响免疫组织染色质量的因素很多,如组织的取材和固定、抗体的质量、封闭方法、抗原修复手段、操作技术、对照设置等。在实验中应注意组织的取材和固定,选择质量好的商品化抗体,恰当选择和使用封闭及抗原修复手段,严格技术操作和对照等。如果在检测中出现组织内待测抗原已被分解破坏、抗原含量过低、固定剂使用不当、抗体质量不佳和稀释度不当等情况,均可出现假阴性反应;反之,在检测中,如果出现抗体与非待检抗原发生交叉反应、组织对抗体非特异性吸附、内源性过氧化酶没有被阻断等情况,就会出现假阳性结果。假阴性和假阳性均可造成判断的失误。

七、免疫组织化学技术的临床应用

随着大量商品化的单克隆和多克隆抗体的出现、配套试剂盒的使用及方法的不断完善,免疫组织化学染色已经成为医学基础研究和病理外检中应用最为广泛的技术手段之一。IHC 可用于各种蛋白质或肽类物质表达水平的检测、细胞属性的判定、淋巴细胞的免疫表型分析、细胞增殖和凋亡的研究、激素受体和耐药基因蛋白表达的检测,以及细胞周期和信号转导的研究等。其在临床中的应用主要有以下几个方面:判断肿瘤良恶性质;确定肿瘤临床分期;确定转移瘤的原发部位;及时发现肿瘤微小转移灶,实现早期诊断;判断肿瘤细胞源性;某些肿瘤标记物对疾病的治疗和预后有指导意义;对某些感染性疾病进行诊断。

(徐海瑛)

参考文献

[1] 于世凤.口腔组织病理学[M].7版.北京:人民卫生出版社,2012.

[2] 宋晓陵,杨丽芳.口腔组织病理学[M].3版.北京:人民卫生出版社,2020.

[3] 陈盛,杨艳,张磊,等.牙体组织磨片技术在口腔组织病理学实验教学中的应用[J].解剖学杂志,2019,42(06):606-607.

[4] 王嘉德.口腔医学实验教程[M].3版.北京:人民卫生出版社,2008.

[5] 王晓坤,杨欢,范金虎.口腔黏膜白斑:被忽视的癌症哨兵[J].抗癌之窗,2021(03):77-78.

[6] 汤晓飞,刘晓勇,吴洪儒.早期口腔癌诊断[J].中国实用口腔科杂志,2010(12):708-712.

[7] 秦臻.基于生物味觉的仿生电子舌及其在味觉检测与识别中的应用[D].浙江大学,2018.

[8] 杨利楠,刘琪.唾液作为生物标记物在口腔疾病中的应用[J].海南医学,2021,32(11):1468-1471.

[9] 黄璐,戴杰,吴燕岷.唾液生物标志物在口腔癌筛查中的应用[J].国际口腔医学杂志,2020,47(1):68-75.

[10] 宋晓陵,马永臻.口腔组织病理学[M].4版.北京:人民卫生出版社,2021.

[11] NEVILLE B W, DAMM D D, ALLEN C M, BOUQUOT J E.口腔颌面病理学[M].3版.李江,主译.北京:人民卫生出版社,2013.

[12] 高岩,李铁军.口腔组织学与病理学[M].2版.北京:北京大学医学出版社,2013.

[13] 钟鸣,王洁.口腔医学:口腔病理科分册[M].北京:人民卫生出版社,2016.

[14] 郑麟蕃,吴奇光.口腔病理学[M].上海:上海科学技术出版社,1994.

[15] 张凌琳,华成舸.基于病案的口腔医学临床思维培养[M].成都:四川大学出版社,2019.

[16] 刘彤华.诊断病理学[M].3版.北京:人民卫生出版社,2013.

[17] 符起亚.口腔医学专业实验指导[M].北京:中国医药科技出版社,2012.

[18] 邢飞飞.负性向列相液晶脐缺陷的研究[D].河北工业大学,2012.

[19] 李宪孟,肖智勇.口腔组织病理学[M].北京:中国医药科技出版社,2019.

[20] 魏松.偏光显微镜检验激光打印文字与印文朱墨时序问题研究[D].中国人民公安大学,2019.

[21]陈瑞扬,齐艳珍.口腔组织病理学[M].北京:北京科学技术出版社,2017.
[22]高岩.口腔组织病理学学习指导和习题集[M].北京:人民卫生出版社,2013.
[23]王卉,徐贵成,王洋.免疫组织化学技术在临床中的应用及进展[J].检验医学与临床,2018,15(14):2178-2181.